慢性气道疾病基层管理500问

主　编　蔡绍曦　孟　莹

副主编　赵海金　董航明　胡智臻

编　者　（以姓氏笔画为序）

王凤燕　阳倩捷　杨　爽　周明娟

郑泽茂　黄武锋　黄国华　康　静

詹永忠

U0353229

科学出版社

北京

内 容 简 介

　　本书依据循证医学的理念,在大量收集和参阅最新文献资料的基础上,首先简单介绍呼吸系统的解剖和生理、肺功能检查、气道炎症检查、雾化吸入和气道物理治疗、机械通气等内容,然后针对常见慢性气道疾病,如慢性阻塞性肺疾病、支气管哮喘、支气管扩张症、慢性咳嗽等方面的综合诊断和评估治疗方法,就如何开展社区管理、健康教育、患者康复锻炼、家庭氧疗、营养调理及疾病的自我监控和管理进行了详细讲解,最后对特殊情况气道管理也进行了简单论述。

　　本书可操作性强,适合基层医疗机构医师、患者及家属阅读参考。

图书在版编目(CIP)数据

　慢性气道疾病基层管理 500 问.蔡绍曦,孟　莹主编.—北京:科学出版社,2017.8

　ISBN 978-7-03-051898-9

　Ⅰ.慢…　Ⅱ.①蔡…②孟…　Ⅲ.气管疾病-慢性病-诊疗-问题解答

Ⅳ.R562.1-44

　中国版本图书馆 CIP 数据核字(2017)第 038287 号

责任编辑:程晓红 / 责任校对:张怡君
责任印制:徐晓晨 / 封面设计:蔡丽丽

科 学 出 版 社 出版
北京东黄城根北街 16 号
邮政编码:100717
http://www.sciencep.com

北京建宏印刷有限公司 印刷
科学出版社发行　各地新华书店经销

*

2017 年 4 月第 一 版　开本:890×1240　1/32
2018 年 3 月第三次印刷　印张:6 1/2
字数:155 000
定价:36.00 元
(如有印装质量问题,我社负责调换)

前　言

　　慢性气道疾病,包括慢性阻塞性肺疾病、支气管哮喘、支气管扩张症及慢性咳嗽等临床常见疾病。近年来慢性气道疾病的研究取得了令人瞩目的成绩,尤其是在疾病的诊断及规范化治疗方面。同时,在社区基层管理、疾病健康教育以及疾病的自我监控和管理等方面也取得了一系列进展。相关指南和专家共识不断更新、完善,为专科医师提供了重要参考指导。

　　分级诊疗制度是未来医疗政策改革的重要目标之一,基层医疗机构需要更多地承担慢性病患者的稳定期管理、指导和监控,以及提供家庭护理等服务,以期更好地帮助患者提高慢性病自我管理水平,减少急诊、就诊和住院,降低病死率,减轻患者负担。在中国,很多患者由于对疾病的表现和危害认识不足,从而延误病情,是导致住院率和病死率增高的一个重要原因。另外,随着相关指南和专家共识的不断更新和完善,基层医疗机构的医务人员对慢性气道疾病的规范化诊疗和管理提出迫切需求。

　　结合基层医疗人员普通情况,我们希望通过通俗易懂的文字,让基层医疗工作者,包括全科医师、护理人员,患者及其家属对慢性气道疾病有更多的了解和认识,提高疾病管理的意识和水平。针对临床上有实践意义的问题,我们以一问一答的形式加以阐述。在内容设计上,着重介绍疾病规范化的综合诊断、评估、治疗方法,以及如何开展社区患者管理与健康教育、患者康复锻炼、营养调理、疾病的自我监控和管理等,为读者提供具有可操作性的指导。

在本书的编撰过程中,我们投入了大量的精力和热情。为了使问题更有针对性、更贴合临床实践,我们访谈了多位基层医疗工作者,收集整理相关问题,对问题做了严格的筛选。为了使问题答案更加严谨,我们严格以国内外权威指南和专家共识为基础;为了使内容更加丰富,我们查阅了许多最新的文献资料,经过多次讨论和修改,尽量做到有理可依、有据可循。

我们向为这本书付出辛勤劳动的编者们致以衷心的感谢,也要感谢帮助我们完成此书的编辑们和出版社。由于时间和篇幅有限,还有很多有关慢性气道疾病的问题未能涉及,加之编者水平和经验有限,书中的不足之处,恳请读者批评指正。

中华医学会广东省呼吸分会主任委员　　蔡绍曦　教授
南方医院呼吸科主任、博士生导师

中华医学会广东省呼吸分会秘书　　　　孟莹　博士
南方医院呼吸科主任医师

2017 年 1 月

目 录 ✒

第1章　概　论

第一节　呼吸系统的解剖和生理

1　呼吸系统的组成是怎样的？

呼吸系统由呼吸道和肺两部分组成。呼吸道包括鼻、咽、喉、气管和各级支气管。肺由肺实质（支气管树和肺泡）及肺间质（结缔组织、血管、淋巴管、淋巴结和神经）组成。

2　呼吸道的解剖结构是什么？

以环状软骨下缘为分界线，将呼吸系统分为上呼吸道和下呼吸道。上呼吸道包括鼻、咽、喉。气管及其以下部分称为下呼吸道。气管上接环状软骨，下行入胸腔，在胸骨上、中 1/3 处分为左、右支气管。右主支气管粗短而陡直，左主支气管较右主支气管细。左、右主支气管进入肺门后反复分支，可分为叶、段、亚段、细支气管、终末细支气管、呼吸性支气管等。

3　肺部的解剖结构是什么？

肺位于脊椎、肋骨及胸骨所包围而成的胸廓中，左右各一。左肺有上、下 2 个肺叶，右肺则上、中、下 3 个肺叶。包围着肺部外围有一层浆膜，称为胸膜，而胸膜可分为两层，第一层为壁胸膜,第二层为脏胸膜。横膈是位于胸腔和腹腔之间,分隔胸腔及腹腔的圆顶形肌肉。

4 呼吸的过程包括哪些?

呼吸全过程包括 3 个相互联系的环节:①外呼吸,指外界空气与肺泡之间的气体交换(肺通气)和肺泡与肺毛细血管血液之间的气体交换(肺换气);②气体在血液中的运输;③内呼吸,指血液或组织液与组织细胞之间的气体交换。

5 人的呼吸如何调节?

呼吸运动是由呼吸肌的节律性收缩、舒张所引起。呼吸肌是普通的骨骼肌,不具备自发节律性收缩的能力。它的节律性收缩活动是在神经系统的控制下进行的。一方面受大脑皮质的控制,进行随意呼吸;另一方面和血压、心率一样由自主神经系统,即交感神经系统和副交感神经系统控制。自主神经系统通过控制气道壁上的支气管平滑肌的伸缩来控制气道。即:当平滑肌松弛时气道扩张,而当肌肉收缩时气道收缩。交感神经兴奋,气道平滑肌松弛,气道扩张,呼吸频率及幅度增加,使机体摄入更多氧气;副交感神经兴奋,使气道平滑肌收缩,产生气道收缩,呼吸频率及幅度降低。另外,血液中的二氧化碳水平升高也可刺激化学感受器,后者将信号传至脑干呼吸中枢,然后通过自主神经系统将刺激传递至膈肌和肋间肌,从而增加呼吸的频率和深度。

6 异常呼吸有哪些?

(1)潮式呼吸[陈-施呼吸(Cheyne-Stokes respiration)]:特点是呼吸逐渐增强、增快又逐渐减弱、减慢与呼吸暂停交替出现,每个周期为 45 秒至 3 分钟。陈-施呼吸主要出现于 2 种情况下:①肺-脑循环时间延长(如心力衰竭);②缺氧或某种脑干损伤。

（2）比奥呼吸（Biot 呼吸）：特点是一次或多次强呼吸后，继以较长时间的呼吸停止，之后又出现第二次这样的呼吸。Biot 呼吸出现于脑损伤、脑脊液压力升高、脑膜炎等疾病，是病情危急的表现。

（3）睡眠呼吸暂停综合征（sleep apnea syndrome）：在睡眠时出现周期性的呼吸暂停，呼吸暂停持续 10 秒以上，并伴有动脉血氧饱和度的下降（75％或更低）。睡眠呼吸暂停综合征分为中枢性和阻塞性两大类型。打鼾是上呼吸道吸气阻塞的早期表现。长期发生睡眠呼吸暂停综合征会导致嗜睡、肺动脉高压、右侧心力衰竭等疾病。

第二节　肺功能检查

7　什么是肺功能检查？

肺功能检查是运用呼吸生理知识和现代检查技术探索人体呼吸系统功能状态的检查。临床上常用的检查包括：肺容量检查、肺量计检查、支气管激发试验、支气管舒张试验、肺弥散功能检查、气道阻力检查及运动心肺功能检查等。

8　肺功能检查有什么作用？

肺功能检查是临床上对胸肺疾病诊断、严重程度、治疗效果和预后评估的重要检查手段，目前已广泛应用于呼吸内科、外科、麻醉科、儿科、流行病学、潜水及航天医学等领域。

9　什么是肺量计检查？

肺量计检查是肺功能检查中最常用的方法，采用肺量计测量呼吸容积和流量，两者可通过呼吸时间的微分或积分相互转换。

肺量计分为两种:容积型肺量计通过密闭系统直接测量呼吸气体的容积,直观易懂,但仪器体积大,易于交叉感染,且呼吸阻力高,测定参数少;流量型肺量计则是测量气体流量,呼吸阻力低,操作简单,体积小,清洁和维护方便,已逐渐取代容量型肺量计。

10 肺量计检查有哪些适应证和禁忌证?

适应证	
诊断	· 鉴别呼吸困难的原因
	· 鉴别慢性咳嗽的原因
	· 诊断支气管哮喘、慢性阻塞性肺疾病等患者胸腹部手术的术前评估
监测	· 监测药物及其他干预性治疗的反应
	· 评估胸部手术后肺功能的变化
	· 评估心肺疾病康复治疗的效果
	· 公共卫生流行病学调查
	· 运动、高原、航天及潜水等医学研究
损害/致残评价	· 评价肺功能损害的性质和类型
	· 评价肺功能损害的严重程度,判断预后
	· 职业性肺疾病劳动力鉴定
禁忌证	
绝对禁忌证	· 近 3 个月患心肌梗死、脑卒中、休克
	· 近 4 周严重心功能不全、严重心律失常、不稳定型心绞痛
	· 近 4 周大咯血
	· 癫痫发作需要药物治疗
	· 未控制的高血压(收缩压 > 200mmHg、舒张压 > 100mmHg)
	· 主动脉瘤
	· 严重甲状腺功能亢进

（续表）

禁忌证	
相对禁忌证	心率＞120 次/分
	• 气胸、巨大肺大疱且不准备手术治疗者
	• 妊娠
	• 鼓膜穿孔（需先堵塞患侧耳道后测定）
	• 近 4 周呼吸道感染
	• 免疫力低下易受感染者
	• 其他：呼吸道传染性疾病（如结核病、流行性感冒等）

11　肺量计检查有哪些常用的重要指标？

（1）用力肺活量（FVC）：指完全吸气至肺总量（TLC）位后以最大的努力、最快的速度做呼气，直至残气量位的全部肺容积。在正常情况下，肺活量（VC）与 FVC 相等。但在气流阻塞的情况下，用力呼气可致气道陷闭，VC 可略大于 FVC。

（2）T 秒用力呼气量（FEV_t）：指完全吸气至 TLC 位后在 t 秒以内的快速用力呼气量。按呼气时间，可分为 $FEV_{0.5}$、$FEV_{0.75}$、FEV_1、FEV_3 和 FEV_6 等指标，分别表示完全吸气后在 0.5、0.75、1、3、6 秒的用力呼气量。

（3）一秒率（FEV_1/FVC）：是 FEV_1 与 FVC 的比值，常用百分数（%）表示，是判断气流阻塞的主要指标。气流阻塞时，给予充足的呼气时间，受试者可充分呼出气体，FVC 可基本正常或轻度下降，但呼气速度减慢，FEV_1/FVC 下降；随着阻塞程度的加重，FEV_1/FVC 进一步下降；当严重气流阻塞时，受试者难以完成充分呼气，FVC 也明显下降，FEV_1/FVC 反而有所升高。因此 FEV_1/FVC 可反映气流阻塞的存在，但不能准确反映阻塞的程度。在严重气流阻塞的情况下，受试者充分完成 FVC 的时间显著延长，甚至达到 20 秒、30 秒以上，但受试者难以耐受呼气时间过长,甚或晕厥,因此推荐以 FEV_1/VC、FEV_1/FEV_6 取代一秒率来评价气流阻塞。其他情况不宜使用,否则易致误诊。

(4)最大呼气中期流量(MMEF):指用力呼出气量为 25％～75％肺活量间的平均呼气流量,亦可表示为 $FEF_{25\%～75\%}$。最大呼气中段曲线处于 FVC 非用力依赖部分,流量受小气道直径影响,流量下降反映小气道的阻塞。

(5)呼气峰值流量(PEF):是指用力呼气时的最高气体流量,是反映气道通畅性及呼吸肌肉力量的一个重要指标。

(6)用力呼出 x％肺活量时的瞬间呼气流量($FEF_{x\%}$):根据呼出肺活量的百分率不同,可衍生出 $FEF_{5\%}$、$FEF_{50\%}$、$FEF_{75\%}$,分别表示用力呼出 25％、50％、75％肺活量时的瞬间呼气流量,单位是 L/s。

12　什么是肺容量检查?

肺容量是指肺内气体的含量,即呼吸道与肺泡的总容量,反映了外呼吸的空间。呼吸过程中,随着呼吸肌运动、胸廓扩张和回缩,肺容量随之发生变化。肺容量是肺通气和换气功能的基础,具有重要的临床意义。当胸肺疾病和累及呼吸肌的疾病引起肺体积改变、胸廓和肺弹性回缩力变化时,肺容量也会发生变化。肺量计可检查不含残气的容量(如肺活量)等指标,但完整的肺容量检查需要通过体积描记法或气体稀释法进行测定。对不能配合肺功能检查的患者,放射影像或肺核素检测也可用于肺容量的估算。

13　肺容量检查的适应证有哪些?

(1)诊断或评估限制性肺部疾病及其严重程度。

(2)鉴别通气障碍的类型,即阻塞性和限制性肺部疾病。

(3)评估治疗干预的效果。①支气管扩张药,糖皮质激素;②肺移植术、肺切除术、肺减容术等;③放疗或化疗对肺容量的影响。

(4)对肺量计检查结果异常的患者进行麻醉手术风险综合评估。

(5)在阻塞性肺疾病中,确定患者是否存在过度充气或气体滞留及其严重程度。

(6)对比体积描记法和气体稀释法所测肺容积,评估气体滞留的程度。

(7)其他肺功能检查结果的标准化。

14 肺容量检查有哪些常用的重要指标?

肺容积指标可包括 4 个基础容积,即潮气量(VT)、补吸气量(IRV)、补呼气量(ERV)和残气量(RV),基础肺容积互不重叠且不可分解。基础肺容积的组合则构成 4 个常用的肺容量,即深吸气量(IC)、肺活量(VC)、功能残气量(FRC)和肺总量(TLC)。

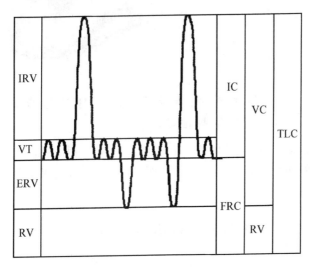

15 目前常见的峰流速仪有哪些？

常见有简易峰流速仪（左）和电子峰流速仪（右）。

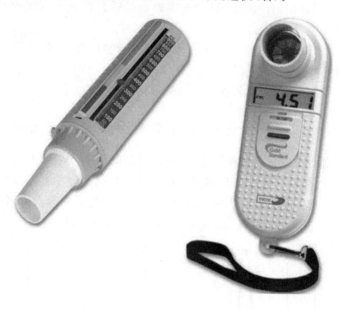

16 使用呼气峰流量仪做 PEF 检查前需要做哪些准备？

检查呼气峰流量仪游标活动是否正常——如游标上、下移动不灵活；游标随峰流速仪的摆动而"随意"移动，用手指将游标上的箭头拨到"0"位。

17 PEF 检查的体位如何？

采取站立位或坐位（推荐站立位），水平位手持峰流量仪，手指不要阻挡游标移动。

18　PEF 测定步骤如何？

深吸气→含住峰流量仪的咬口→最大力气和最快速度暴发呼气→读数。

19　PEF 测定有哪些注意事项？

最少要检查 3 次，记录最高值；若 3 次测定值之间差异过大，注意方法是否正确；可再重复多次，争取好的重复性；重复测定时记得将游标回复零位；用力暴发呼气，最大程度地发挥呼吸肌力量；仅要求测定瞬间最高呼气流量，可在 1 秒内完成；对鼻子不能漏气的要求不高，可不用鼻夹。

20　PEF 预计值公式如何计算？

A：年龄（岁）；H：身高（cm）。

成年男性：$PEF = 75.6 + 20.4 \times A - 0.41 \times A^2 + 0.002 \times A^3 + 1.19 \times H$。

成年女性：$PEF = 282.0 + 1.79 \times A - 0.046 \times A^2 + 0.68 \times H$。

儿童男性：$PEF = 5.20 \times H - 427.1$。

儿童女性：$PEF = 4.94 \times H - 399.8$。

21　PEF 的结果如何解读？

PEF 占预计值	结果
$> 80\%$	正常
$50\% \sim 80\%$	轻-中度气道阻塞
$< 50\%$	重度气道阻塞

22　什么是呼气峰流量变异率？

呼气峰流量变异率（PEFR）指一定时间内（如 24 小时或 1 周）PEF 在各时间点内的变异程度。

23　PEFR 有哪些测定方法？

昼夜检查法：每天早上、晚上。

4 次检查法：每天早上、中午、傍晚和睡前（如 6、12、18、24 点）。

按需检查法：出现症状（咳嗽、喘息、胸闷、气促等）时。

用药后检查法：使用支气管扩张药吸入治疗前、后。

24　如何评价肺功能指标一秒率？

第 1 秒用力呼气量占用力肺活量的比值（FEV_1/FVC，简称一秒率）：是 FEV_1 与 FVC 的比值，常用百分数（%）表示，是最常用的判断气流阻塞的指标，FEV_1/FVC 可反映是否存在气流阻塞，不能精确反映阻塞的程度。

25　什么是支气管激发试验？

支气管激发试验是通过化学、物理、生物等人工刺激，诱发气道平滑肌收缩，并借助肺功能指标的改变来判断支气管是否缩窄及其程度的方法，是检测气道高反应性最常用、最准确的临床检查。

26　支气管激发试验的适应证有哪些？

临床疑诊为哮喘；慢性咳嗽查因；反复发作性胸闷、呼吸困难；对哮喘治疗效果的评估；变应性鼻炎；其他需要评价气道反应性的疾病。

27 支气管激发试验的禁忌证有哪些?

绝对禁忌证:①曾有过致死性哮喘发作,或近 3 个月内曾有因哮喘发作需机械通气治疗者;②对吸入的激发剂有明确的超敏反应;③基础肺通气功能损害严重(FEV$_1$ 占预计值%<60%,或成年人<1L);④不能解释的荨麻疹;⑤有其他不适宜用力通气功能检查的禁忌证,如近 3 个月患心肌梗死、脑卒中、休克;近 4 周严重心功能不全、严重心律失常、不稳定型心绞痛;近 4 周大咯血、癫痫发作需要药物治疗;未控制的高血压(收缩压>200mmHg、舒张压>100mmHg);主动脉瘤;严重甲状腺功能亢进;心率>120 次/分;气胸、巨大肺大疱且不准备手术治疗者;妊娠;鼓膜穿孔(需先堵塞患侧耳道后测定);近 4 周呼吸道感染;免疫力低下易受感染者;其他,如呼吸道传染性疾病(如结核病、流行性感冒等)。

相对禁忌证:①基础肺功能呈中度以上损害(FEV$_1$ 占预计值%<70%),但如严格观察并做好充足的准备,FEV$_1$ 占预计值%>60%者仍可考虑行支气管激发试验;②肺通气功能检查已诱发气道痉挛发生,在未吸入激发剂的状态下 FEV$_1$ 已下降≥20%;③基础肺功能检查配合不佳,不符合质量控制要求;④近期呼吸道感染(<4 周);⑤哮喘发作或急性加重期;⑥妊娠、哺乳期妇女;⑦正在使用胆碱酯酶抑制药(治疗重症肌无力)的患者不宜行醋甲胆碱激发试验,正在使用抗组胺药的患者不宜行组胺激发试验。

28 支气管激发试验受试者需要做哪些准备?

检测前应详细了解受试者的病史、是否曾进行支气管激发试验及其结果、是否曾出现严重的气道痉挛,并进行体格检查,排除所有支气管激发试验的禁忌证。对于复查的受试者,重复试验应选择在每天相同的时间段进行,以减少生物钟变异的影响。有些因素或药物会影响气道的舒缩功能和气道炎症,从而影响气道反应性,导致结果出现假阳性或假阴性,因此需要在检测前停用这些药物或避免这些因素。

29 什么是支气管舒张试验?

气道受到外界因素的刺激可引起痉挛收缩反应,与之相反,痉挛收缩的气道可自然或经支气管扩张药治疗后舒缓,此现象称为气道可逆性。气道反应性和气道可逆性是气道功能改变的两个重要病理生理特征。通过给予吸入支气管扩张药,观察阻塞气道舒缓反应的方法,称为支气管舒张试验,亦称支气管扩张试验。

30 支气管舒张试验的适应证有哪些?

①有合并气道阻塞的疾病,如支气管哮喘、慢性阻塞性肺疾病(慢阻肺)、过敏性肺泡炎、纤维闭塞性细支气管炎、弥漫性泛细支气管炎等。②有气道阻塞征象,需排除非可逆性气道阻塞,如上气道阻塞。

31 支气管舒张试验的禁忌证有哪些?

①对已知支气管扩张药过敏者,禁用该类支气管扩张药。②有严重心功能不全者慎用 β_2 受体激动药;有青光眼、前列腺增生排尿困难者慎用胆碱受体阻滞药。③有肺量计检查禁忌证者,如近 3 个月患心肌梗死、脑卒中、休克;近 4 周严重心功能不全、严重心律失常、不稳定型心绞痛;近 4 周大咯血、癫痫发作需要药物治疗;未控制的高血压(收缩压 >200 mmHg、舒张压 >100 mmHg);主动脉瘤;严重甲状腺功能亢进;心率 >120 次/分;气胸、巨大肺大疱且不准备手术治疗者;妊娠;鼓膜穿孔(需先堵塞患侧耳道后测定);近 4 周呼吸道感染;免疫力低下易受感染者;

其他:呼吸道传染性疾病(如结核病、流行性感冒等)。

32 支气管舒张试验受试者需要做哪些准备?

试验前详细了解受试者的病史,尤其需了解有无对所使用支气管扩张药的过敏史或禁忌用药史及是否有严重心脏病史。体格检查基础心率应小于 120 次/分。

33 气道反应性测定影响因素有哪些?停用时间多长?

影响因素	停用时间(小时)
支气管扩张药	
吸入型	
短效(沙丁胺醇、特布他林)	8
中效(异丙托溴铵)	24
长效(沙美特罗、福莫特罗、噻托溴铵、茚达特罗)	48
口服型	
短效(氨茶碱)	12
中、长效(缓释茶碱、丙卡特罗、班布特罗)	24~48
糖皮质激素	
吸入型(布地奈德、氟替卡松、二丙酸倍氯米松)	12~24
口服型(泼尼松、甲泼尼龙)	48
抗过敏药及白三烯拮抗药	
抗组胺药(氯雷他定、氯苯那敏、赛庚啶、酮替芬)	72
肥大细胞膜稳定药(色甘酸钠)	8
白三烯拮抗药(孟鲁司特)	96
其他	
食物(茶、咖啡、可口可乐饮料、巧克力)	检测日
剧烈运动、冷空气吸入、吸烟	4

34 支气管舒张试验结果可鉴别哮喘和慢性阻塞性肺疾病吗?

长期迁延发作的哮喘,由于气道黏膜水肿、痰液堵塞等因素,短期的支气管舒张试验可能并无明显改善;而慢性阻塞性肺疾病虽然其阻塞气道的可逆性较少,但并不是完全不可逆,实际上,达到支气管舒张试验阳性诊断标准的慢性阻塞性肺疾病患者为数不少;只是在其最大可逆程度时 FEV_1/FVC 比值仍然小于 0.7。因此,应避免以支气管舒张试验结果作为鉴别支气管哮喘或慢性阻塞性肺疾病的唯一标准。

第三节　气道炎症检查

35 气道炎症的评估方法有哪些?

包括气道反应性测定,如支气管舒张试验和激发试验;呼出气一氧化氮(FeNO)测定;诱导痰细胞学检查;呼出气冷凝液(exhaled breath condensate,EBC)分析;其他,如外周血嗜酸性粒细胞(EOS)计数、尿白三烯 E4(urinary leukotriene E4,ULTE4)、骨膜蛋白(periostin)、溴酪氨酸(bromotyrosine,BrY)、亚硝基谷胱甘肽(S-nitrosoglutathione,GSNO)等。

36 FeNO 评估气道炎症的原理是什么?

一氧化氮可由多种气道表面的固有细胞和炎症细胞在一氧化氮合酶氧化作用下产生,过敏原等刺激因素诱发气道炎症,嗜酸性粒细胞(EOS)等细胞释放细胞因子,激活一氧化氮合酶,气道一氧化氮水平增高。

37 FeNO 检查注意事项有哪些?

FeNO 的测量应在室内进行,室内环境空气中一氧化氮浓度会影响检测结果 (要求环境空气中一氧化氮含量<5ppb)。受试者需在检测前 4 小时内禁酒,2 小时内禁食含硝酸盐食物,1 小时内禁水、禁食、禁止吸烟、避免剧烈运动。测试过程中吸气及呼气应连续进行,不可屏气及停顿。

38 FeNO 检测可用于哪些方面?

①辅助哮喘诊断与鉴别诊断;②区别气道炎症类型和评估气道炎症水平;③判断吸入型糖皮质激素(ICS)治疗的反应性;④判断 ICS 治疗的依从性;⑤评估哮喘控制水平和预测哮喘急性发作;⑥指导哮喘治疗方案调整。

39 FeNO 如何区分哮喘气道炎症类型及预测治疗反应性?

FeNO 与 EOS 性气道炎症相关,对此类哮喘的诊断价值较高,非 EOS 性炎症优势型的哮喘 FeNO 水平通常不高,此时诊断应慎重。详细请参考哮喘章节。

40 诱导痰评估气道炎症的原理是什么?

诱导痰技术是通过雾化吸入高渗盐水诱导痰液生成,并进一步分析痰液中细胞成分和上清液可溶性介质以研究哮喘气道炎症性质及程度的非侵袭性方法,能够反映气道分泌物在自然状态下(未经稀释)的浓度,可直接检出与炎性反应相关的炎性细胞、炎性介质和细胞因子,较为直接地反映气道炎症,可提供与支气管肺泡灌洗液(BALF)相似的气道炎症定量信息,其敏感度和特异度优于外周血,无创、可重复、安全性高。

41　诱导痰检查的禁忌证有哪些？

①$FEV_1<1L$ 的任何患者；②近期大咯血；③中重度哮喘急性发作、急性或慢性呼吸衰竭、气胸或纵隔气肿、各种原因引起的大量胸腔积液或心包积液和严重心功能不全。相对禁忌证：活动性肺结核。

42　诱导痰检查用于哮喘有什么临床意义？

诱导痰 EOS 作为哮喘气道炎性标志之一，能及时反映哮喘气道炎症水平，也是评估糖皮质激素治疗反应性的敏感指标。此外，有相当比例的哮喘患者属于混合细胞或非 EOS 炎症，观察诱导痰中其他细胞数量的变化也有一定的临床意义。

43　诱导痰检查可用于临床哪些方面？

①鉴别哮喘与其他呼吸道疾病；②了解哮喘患者及其他呼吸系疾病气道炎症的类型；③研究气道炎症性疾病加重的原因；④预测糖皮质激素的疗效、指导药物的选择：哮喘患者痰中 EOS 增多通常预示对糖皮质激素治疗效果较好；⑤评价药物对气道炎症的作用：通过观察药物治疗前后诱导痰中细胞组分及炎性介质的改变，有助于研究药物的作用机制。

44　目前诱导痰检查的局限性在哪里？

诱导痰是一种成熟、简单的方法，不仅可以计数炎性细胞，还可以检测上清液各种成分，对区别气道炎症类型及预测激素治疗反应性有很高的价值，目前已在我国多家医院开展，但在标本采集、处理和读片等环节各个实验室尚未建立统一的标准操作规程（SOP），导致不同研究中心的结果难以互认，因此，有必要建立全国性的 SOP、培训基地和质控体系,使其尽快成为临床常规检查项目。

第四节　雾化吸入疗法

45　什么是雾化吸入疗法?

雾化吸入疗法主要指气溶胶吸入疗法,是用雾化的装置将药物(溶液或粉末)分散成微小的雾滴或微粒(气溶胶),使其悬浮于气体中,并进入呼吸道及肺内,达到洁净气道、湿化气道、局部治疗(解痉,消炎,祛痰)及全身治疗的目的。

46　雾化吸入疗法的优点是什么?

与经口、肌内注射和静脉给药等方式相比,雾化吸入疗法因药物直接作用于靶器官,具有起效迅速、疗效佳、全身不良反应少、不需要患者刻意配合等优势,可应用于儿科、耳鼻喉科、胸外科及呼吸科。

47　施行雾化吸入疗法需要注意哪些问题?

①储存药液的雾化器及呼吸管道、雾化面罩等应及时消毒,应该每位患者一个(套),专人专用。②尽量使用单一剂量药物,以避免多剂量药物开瓶后的储存及使用均存在的污染风险。③进行雾化治疗时,操作者需在治疗前后洗手,减少患者间病原菌的传播。④治疗过程中需密切观察患者,防止气道痉挛的发生。⑤机械通气的患者进行雾化治疗时,建议在呼吸机的吸气端连接过滤器。⑥在雾化吸入的呼气端开口处放置雾化过滤器,有助于保护空气环境、避免受药物等污染。

48 雾化吸入疗法应用过程需要注意哪些问题？

①教会患者正确的吸入方法,应做深吸气,使药液充分达到支气管和肺内。②吸入前要清洁口腔,清除口腔内分泌物、食物残渣。③吸入后应漱口,防止药物在咽部聚积,用面罩者应洗脸。避免药物进入眼;吸药前不能抹油性面膏。④吸入治疗时患者取舒适体位,雾化后痰液稀释刺激患者咳嗽,及时翻身拍背,协助排痰,保持呼吸道通畅。⑤吸入药液的浓度不能过大,吸入速度由慢到快,雾化量由小到大,使患者逐渐适应。⑥心肾功能不全及年老体弱者要注意防止湿化或雾化量大造成肺水肿。对自身免疫功能减退的患者雾化吸入时,应重视诱发口腔真菌感染问题。⑦采用氧气为气源可因吸入的是氧气而导致吸入氧分压迅速提高,这对于部分哮喘患者因雾化吸入 β_2 受体激动药后其通气/灌注(V/Q)比值改变而出现动脉血氧分压的下降,可有预防作用。但另一方面,对于一些易出现二氧化碳潴留的患者(如慢性阻塞性肺疾病伴呼吸衰竭)可自主呼吸抑制和加重二氧化碳潴留,因这些患者呼吸兴奋主要依赖于低氧刺激,而缺氧的改善使低氧刺激减弱,需引起警惕。⑧超声雾化方法不应用于含蛋白质或肽类药物的雾化治疗,也不应用于混悬液(如脂溶性糖皮质激素)的雾化治疗。

49 **常用雾化吸入装置(简称雾化器)的优缺点有哪些？**

类型	优点	缺点
喷射雾化器	·结构简单,经久耐用,临床应用广泛 ·叠加振荡波的鼻-鼻窦喷射雾化器可使药物振荡扩散,有效沉积鼻窦腔,还可湿化鼻窦黏膜,即使儿童也同样适用	·有噪声 ·需有压缩气源或电源(多为交流电源)驱动 ·鼻-鼻窦喷射雾化器在治疗时需关闭软腭、屏住呼吸,较难掌握;因此在患者掌握吸入方法之前,应有医务人员进行指导
超声雾化器	·雾量大、安静无噪声	·需要电源(多为交流电源) ·易发生药物变性 ·易吸入过量水分 ·易影响水溶性不同的混悬液浓度
振动筛孔雾化器	·安静无噪声,小巧轻便,可用电池驱动 ·药液可置于呼吸管道上方,不受管道液体倒流污染 ·可随时调整雾化吸入药物量	·需要电源(电池) ·耐久性尚未确认,可供选择的设备种类较少

50 **如何避免雾化吸入的不良反应？**

①定期消毒雾化器,避免污染及交叉感染。②支气管严重痉

挛时,虽然可适当增加定量吸入装置(MDI)的吸入剂量,但反对超常剂量的应用。③注意避免导致"治疗矛盾现象(即吸入支气管扩张药后未能使支气管扩张,反而出现支气管痉挛加重)",如低渗溶液、药品中防腐剂、吸入液温度过低等。④对呼吸道刺激性较强的药物不宜吸入给药。⑤油性制剂也不宜吸入给药。

51 怎样才能实施有效的雾化吸入?

①选择肺高亲和力药物,局部起效后可以很快被灭活,首过效应高,全身生物利用度低的药物。②选择合适的装置:$3\sim5\mu m$的气雾或者粉雾才能被吸入沉积于气道黏膜,小于$1\mu m$的颗粒会悬浮于气体中随呼气呼出;大于$5\mu m$的颗粒则不能吸入并有效沉积。

52 影响雾化吸入效果的因素有哪些?

①物理因素:气溶胶的大小、颗粒形态及密度可影响沉降率。②呼吸方式:深而慢的呼吸有利于气溶胶沉降于下气道,是吸入后屏气增加重力沉积的;浅快呼吸会导致气溶胶分布不均,影响气溶胶进入下气道。③解剖因素:气管有炎症、黏膜水肿管腔均匀性缩窄时可使沉降率增加。④不同的气溶胶发生装置所产生的微粒大小、形态不同,从而影响沉降率。⑤吸入药物:吸入气道内局部活性很高,灭活快的药物可以避免全身用药的不良反应。

53 影响雾化吸入治疗的非药物因素有哪些?

①患者的认知和配合能力:如果患者正确使用装置,无论使用何种雾化器,所达到的临床效果相似。②呼吸形式:慢而深的呼吸有利于气溶胶微粒在下呼吸道和肺泡沉积。呼吸频率快且吸气容积小的患者,肺内沉积较少。吸气流量过快,局部易产生

湍流,促使气溶胶因互相撞击沉积于大气道,导致肺内沉积量明显下降。③基础疾病状态:患者如存在气管黏膜的炎症、肿胀、痉挛及分泌物的潴留等病变时会导致气道阻力增加时,吸入的气溶胶在呼吸系统的分布不均匀,狭窄部位药物浓度可能会增加,阻塞部位远端的药物沉积减少,从而使临床疗效下降。因此,雾化治疗前,应尽量清除痰液和肺不张等因素,以利于气溶胶在下呼吸道和肺内沉积。

54 无创和有创机械通气时如何连接雾化器?

在进行有创通气雾化吸入治疗时,应将雾化器连接在呼吸机吸气管路远离人工气道处,前后的管路可起到储雾罐的作用,从而减少在呼气相时连续雾化器造成的气溶胶浪费,进一步增加气溶胶的输出量。当气管切开患者脱机但未拔管时,雾化同时用简易呼吸器连接T管(T管另一侧阻塞)辅助通气用,与用气管切开面罩相比效果更好。呼吸机管路中往往有较多接头和弯头,气流容易在这些部位形成湍流,导致气溶胶大量的沉降损耗,改进为流线型的呼吸管路或T管(雾化装置与呼吸管路的连接管)可提高气溶胶的输送效率。

55 可以雾化吸入的药物有哪些?

常用雾化吸入药物包括吸入型糖皮质激素(ICS)、支气管扩张药(选择性 β_2 受体激动药和胆碱受体阻滞药)、抗菌药物(氨基糖苷类的阿米卡星、庆大霉素、妥布霉素,β-内酰胺类的氨曲南、头孢他啶,多黏菌素,抗真菌药物两性霉素等)、祛痰药(N-乙酰半胱氨酸、盐酸氨溴索)。由于目前我国尚无专供雾化吸入的抗菌药物及祛痰药,有些静脉制剂中含有防腐剂,如酚、亚硝酸盐等吸入后可诱发气道痉挛,因此不推荐以静脉药物替代雾化制剂使用,如确实有治疗需要,请咨询临床医师/药师意见。

56　常用雾化吸入药物及推荐剂量如何？

药物及规格	说明书推荐剂量
糖皮质激素类 　吸入用 BUD 混悬液 　（普米克令舒®） 　（规 格：0.5mg/2ml； 　　1mg/2ml）	· 起始剂量、严重哮喘期或减少口服糖皮质激素时的剂量。成年人：1.0～2.0mg，2/d；儿童：0.5～1.0mg，2/d · 维持剂量（维持剂量应个体化，应是使患者保持无症状的最低剂量，以下为建议剂量）。成年人：0.5～1.0mg，2/d；儿童：0.25～0.50mg，2/d · 根据病情，BUD 每天用药次数和（或）总量可酌情增加
吸入用 BDP 混悬液 　（宝丽亚®） 　（规格：0.8mg/2ml）	· 成年人：0.8mg，1～2/d · 儿童：0.4mg，1～2/d
β_2 **受体激动药类** 　硫酸特布他林雾化液 　（博利康尼®） 　（规格：5.0mg/2ml）	· 成年人及 20kg 以上儿童：5.0mg/次，可给药 3/d · 20kg 以下儿童：2.5mg/次，最多 4/d
硫酸沙丁胺醇雾化 　　溶液 　（万托林®） 　（规格：100mg/20ml， 　　50mg/10ml）	· 成年人：以注射用生理盐水将 0.5ml 本品（含 2.5mg 沙丁胺醇）稀释至 2ml；也可将 1ml 稀释至 2.5ml。不经稀释供间歇性使用时，可将 2.0ml（含 10mg 沙丁胺醇）置于喷雾器中，某些成年患者可能需用较高剂量的沙丁胺醇，剂量可高达 10mg · 12 岁以下儿童：最小起始剂量为 0.5ml 雾化溶液（含 2.5mg 沙丁胺醇）以注射用生理盐水稀释至 2.0～2.5ml。某些儿童可能需要高达 5.0mg 的沙丁胺醇。间歇疗法可每日重复 4 次

药物及规格	说明书推荐剂量
胆碱 M 受体拮抗药类	
吸入用异丙托溴铵溶液 （爱全乐®） （规格：2ml：500μg）	·剂量应按患者个体需要做适量调节；尚无 12 岁以下儿童使用本品的临床经验 ·维持治疗。成年人（包括老人）和 12 岁以上青少年：3～4/d，每次 1 个单剂量小瓶 ·急性发作治疗。成年人（包括老年人）和 12 岁以上青少年：每次 1 个单剂量小瓶；患者病情稳定前可重复给药。给药间隔可由医师决定
吸入用复方异丙托溴铵溶液 （可必特®） ［规格：（异丙托溴铵 0.5mg＋硫酸沙丁胺醇 3.0mg）/2.5ml］	·急性发作期：大部分情况下 1 个小瓶即治疗剂量能缓解症状。对于严重的病例 1 个小瓶治疗剂量不能缓解症状时，可使用 2 个小瓶药物进行治疗，但患者须尽快就诊 ·维持治疗期：3～4/d，每次使用 1 个小瓶即可 注意：不能与其他药物联用

57　地塞米松能用于雾化吸入疗法吗？为什么？

　　地塞米松无雾化剂型，该药进入体内后，需经肝转化后在全身起作用，不良反应大；脂溶性低、水溶性高，与气道黏膜组织结合较少，肺内沉积率低，与糖皮质激素受体的亲和力低，在气道内滞留时间也短，因此疗效相对也较差。故不适合雾化。

58　庆大霉素能用于雾化吸入疗法吗？为什么？

　　庆大霉素无雾化剂型，气道药物浓度过低，达不到抗感染的目的，细菌长期处于亚抑菌状态，产生耐药，同时可刺激气道上皮,加重上皮炎性反应。故不适合雾化。

59 α-糜蛋白酶能用于雾化吸入疗法吗? 为什么?

α-糜蛋白酶无雾化剂型,对视网膜毒性较强,雾化时接触眼睛容易造成损伤;遇血液迅速失活,不能用于咽部、肺部手术患者;有报道该药对肺组织有损伤,吸入气道内可致炎症加重并诱发哮喘。故不适合雾化。

60 氨溴索能否用于雾化吸入疗法? 为什么?

目前国内尚无氨溴索的雾化剂型,非雾化制剂的药物无法达到雾化颗粒要求,无法通过呼吸道清除,可能在肺部沉积,从而增加肺部感染的发生率,不推荐雾化使用。

61 常用雾化吸入型糖皮质激素的常见不良反应发生情况有哪些?

ICS 安全性好,不良反应发生率低于全身给予糖皮质激素。不良反应的发生与药物通过呼吸道和消化道吸收入循环的生物利用度有关,而这部分取决于 ICS 的药动学、吸入装置及患者依从性等因素。研究显示,ICS 对下丘脑-垂体-肾上腺轴无明显抑制作用,对血糖、骨密度影响小。长期研究未显示低剂量雾化吸入布地奈德对儿童生长发育、骨质疏松、下丘脑-垂体-肾上腺轴有明显的抑制作用。局部不良反应包括声嘶、溃疡、咽痛、舌部和口腔刺激、口干、反射性咳嗽和念珠菌病,通过吸药后清水漱口可减少其发生率。

不良反应	BDP	BUD
局部		
口咽念珠菌感染	培养阳性率较高	2%～4%
声嘶	<2%	1%～6%
咽喉炎(咽喉痛)	14%	5%～10%
支气管痉挛咳嗽	<2%	<3%
全身		
下丘脑-垂体-肾上腺轴抑制(吸入激素：0.2～2.0mg)尿皮质酮水平(24小时)	低于丙酸氟替卡松 1.9倍	低于丙酸氟替卡松 4.3倍
血皮质酮水平(早晨8:00)	—	低于丙酸氟替卡松 3.4倍
肺炎	—	未增加发生风险

62 常见雾化吸入支气管扩张药(选择性 β_2 肾上腺素能激动药和胆碱受体阻滞药)有哪些？

SABA制剂的共同特点是起效迅速、维持时间短,代表药物有特布他林和沙丁胺醇。有文献报道,特布他林对 β_2 受体选择性及对肥大细胞膜的稳定作用均强于沙丁胺醇。

异丙托溴铵为常用的SAMA吸入制剂,该药为非选择性M胆碱受体拮抗药,由于其阻断突触前膜上 M_2 受体可促使神经末梢释放乙酰胆碱,因而削弱了阻断 M_3 受体所带来的支气管扩张作用。

另外,临床有吸入性复方异丙托溴铵制剂,其2.5ml溶液内含有异丙托溴铵0.5mg和硫酸沙丁胺醇3.0mg(相当于沙丁胺醇碱2.5mg)。需注意:复方异丙托溴铵不能与其他药品混在同一雾化器中使用。

63 常见雾化吸入支气管扩张药（选择性 β_2 肾上腺素能激动药和胆碱受体拮抗药）的不良反应有哪些？

β_2 受体激动药不良反应主要有：骨骼肌震颤、头痛、外周血管扩张及轻微的代偿性心率加速的情况发生。罕见变态反应，包括血管神经性水肿、荨麻疹、支气管痉挛、低血压、虚脱等情况。吸入 β_2 受体激动药可能会引起口部和咽喉疼痛及支气管痉挛症状或原有症状加重现象。

胆碱 M 受体拮抗药不良反应主要有：头痛、恶心和口干，心动过速、心悸、眼部调节障碍、胃肠动力障碍和尿潴留等抗胆碱能不良反应。和其他吸入型支气管扩张药一样，有时可能引起咳嗽、局部刺激，极少情况下出现吸入刺激产生的支气管痉挛。偶有变态反应：如皮疹、舌、唇和面部血管性水肿、荨麻疹、喉痉挛。

常用药物	常见不良反应
β_2 受体激动药	
硫酸特布他林雾化液	头痛：＞1%；震颤：＞1%；心动过速：＞1%
硫酸沙丁胺醇	头痛：1%～10%；震颤：1%～10%；心动过速：1%～10%
胆碱 M 受体拮抗药	
异丙托溴铵雾化吸入溶液	头晕、头痛：1%～10%；咳嗽、吸入相关支气管痉挛：1%～10%；口干、呕吐：1%～10%
复方异丙托溴铵雾化溶液	与上述 β_2 受体激动药和抗胆碱能药相同

注：以上常见不良反应均来源于相关产品说明书

第五节 气道物理治疗

64 什么是支气管清洁法？

支气管清洁法也叫胸部物理治疗，是指帮助气道清理分泌物/改善通气功能，增加呼吸机功效及协调性的技术。包括呼吸功能锻炼、叩胸背、体位引流、指导性咳嗽等。

65 什么情况下需要做支气管清洁？

①急性起病伴大量气道分泌物；②急性小叶性肺不张；③慢性肺病时痰量大于 30ml/d 时；④慢性阻塞性肺疾病的稳定期等。

66 支气管清洁治疗方法有哪些？

①呼吸功能锻炼：如呼吸性呼吸运动、控制性深慢呼吸、腹式呼吸。②叩击胸背（包括振动排痰机）：翻身、叩击胸背以促进痰液从支气管壁上分离，向中心气道移动，利于排出。③体位引流：依靠重力作用排除痰液。④指导性咳嗽：在医护人员的指导下患者进行有意识的咳嗽动作。⑤呼吸正压。

67 支气管清洁疗法可用于哪些肺部疾病？

可用于慢性阻塞性肺疾病、支气管扩张、肺囊性纤维化、支气管哮喘/肺脓肿、气道分泌物导致的阻塞性肺不张等，也可应用于神经肌肉疾病导致的呼吸肌无力者。

68　什么是指导性咳嗽?

指导性咳嗽是在医务人员的指导下,有意识地做出咳嗽动作,促进支气管内分泌物清除。患者多为坐位或者立位,上身前倾;深慢吸气、屏气,然后张口连续咳嗽3～4声,咳嗽时收缩腹肌或者用上手按压上腹部;停止咳嗽后做缩唇呼吸,慢慢呼出余气;再深慢吸气,重复上述动作,连续3～4次。

69　哪些患者可以进行指导性咳嗽,哪些患者不行?

适应证:需要帮助排出气道分泌物者;肺不张患者;术后预防肺部并发症者;支气管扩张、慢性支气管炎患者等。禁忌证:有颅内压增高或者颅内血管瘤者;有未控制的飞沫传播的传染病者;有冠心病、不稳定型心绞痛者;有脊柱不稳、脊柱外伤者。

70　如何进行深呼吸和有效咳嗽?

指导患者每2～4小时进行数次,患者取坐位,双足着地,身体稍前倾,双手环抱一个枕头,进行数次深而缓慢的腹式呼吸,深吸气未屏气,然后缩唇(撅嘴),缓慢呼气,在深吸一口气后屏气3～5秒,身体前倾,从胸腔进行2～3次短促有力咳嗽,张口咳出痰液,咳嗽时收缩腹肌,或用自己的手按压上腹部,帮助咳嗽,促使分泌物从远端气道随气流移向大气道,可及时排出呼吸道内分泌物。

71　如何叩击及振动肺部?

通过叩击震动背部,间接地使附在肺泡周围及支气管壁的痰液松动脱落。叩击时避开乳房、心脏和骨突部位,避免叩击脊柱、胸骨、肾等重要器官区。患者侧卧位,叩击肺部时用手掌微屈凹陷,以腕部力量从肺底自下而上、由外向内、迅速而有节律地叩击胸壁,每次叩击 5～15 分钟,在餐后 2 小时至餐前 30 分钟完成。叩击时观察患者面色、呼吸、咳嗽及排痰情况,如有不适应立即停止;也可使用机械排痰机。着重叩击需引流部位,沿着支气管走行方向从下向上、从外向内叩击。振动时使双手掌交叉重叠,在需引流区域间歇性施加适当的压力,类似心肺复苏。

72 叩击的适应证及禁忌证有哪些?

适应证:痰液黏稠、不宜咳出患者;体位引流、咳嗽不能有效排痰的患者。禁忌证:皮下气肿,胸背部皮肤灼伤或者植皮术后,近期行起搏器置入者;怀疑肺结核、肺挫伤者;凝血功能障碍者;新发肺动脉栓塞患者。

73 如何指导患者有效排痰?

由于慢性呼吸系统疾病的患者,特别是慢性阻塞性肺疾病和支气管扩张症患者,常有咳嗽、咳痰。需要指导患者进行自我观察,包括咳嗽咳痰的频率和痰液的性质、颜色、气味及量,指导患者进行深呼吸和有效咳嗽,指导患者家属叩背排痰,适当体位引流。

74 如何进行体位排痰?

根据病变部位采取适当体位,原则上是使病变部位处于高位,引流支气管开口向下,借重力使痰液顺体位引流至气管而排出。痰液较稠时,间歇做深呼吸后用力将痰咳出,同时轻拍患侧背部有利于痰液引出。引流应在饭前进行,每日 2～4 次,每次 15～30 分钟。引流后应清洁口腔,减少感染机会。严密观察咳嗽和痰液引流情况,注意神志、呼吸及有无发绀。

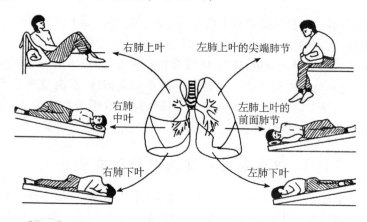

右肺上叶　　左肺上叶的尖端肺节

右肺中叶　　左肺上叶的前面肺节

右肺下叶　　左肺下叶

75　哪些患者不适宜体位引流排痰？

呼吸功能不全、有明显呼吸困难的发绀者,近 1～2 周曾有大咯血史者,严重心血管疾病或年老体弱而不能耐受者。

76　机械排痰的原理是什么？

根据胸部物理治疗原理在身体表面产生特定方向周期变化的治疗力,其中垂直方向治疗力产生的叩击、震动可促使呼吸道黏膜表面黏液、代谢物松动和液化;水平方向治疗力产生的定向挤推、震动帮助已液化的黏液按照选择的方向(如细支气管→支气管→气管)排出体外。

对其他疾病可以进行呼吸道的护理,保障呼吸道的通畅,预防窒息及呼吸道感染和其他并发症的发生。如果正确合理使用排痰机可以改善胸部物理治疗的效果,缩短治疗时间,减少患者痛苦,特别对年老体弱及重症手术患者和无法摆出某种体位的患者效果更佳。可以治疗呼吸系统的疾病,有效清除呼吸道的分泌物和代谢物,减少细菌感染,减轻和预防肺炎等疾病。可以改善肺部的血循环松弛呼吸肌,改善胸部张力,增强呼吸肌力,有利于身体的康复。

77 机械排痰机的适应证及禁忌证有哪些？

适应证：各种呼吸道疾病导致的痰液增多、不易咳出；术后、体弱患者肌力下降导致的排痰困难；老年患者的肺组织弹性和咳嗽能力下降等。

禁忌证：①局部皮肤破损、感染；②肺部、肋骨、脊柱肿瘤及血管畸形；③肺结核、肺脓肿、气胸、胸壁疾病；④凝血功能异常患者或出血性疾病患者；⑤肺栓塞、咯血或者肺出血患者；⑥急性心肌梗死、心内血栓、心房颤动不能耐受振动的患者。

78 共振排痰的原理是什么？

当患者通过吹嘴向器械吹气时，器械产生声波与肺腔一起振动，传送到气道和肺部，使痰液从黏稠变为流体，令痰液松动，易于咳出。结合用力咳嗽，将有利于清除呼吸道分泌物，减少可能被困在呼吸道的空气量，保持气道开放，清除分泌物，改善支气管扩张药的输送。

79 长期卧床患者(如脑卒中)如何避免坠积性肺炎？

①加强翻身拍背，嘱咐患者尽量自行床上活动；②定期吸痰，注意无菌操作；③加强口腔护理；④适当加温加湿气道；⑤加强病房空气及物品的消毒管理；⑥加强健康宣教，鼓励患者自行咳嗽排痰。

第六节 机 械 通 气

80 家用无创呼吸机如何清洗消毒？

(1)使用中的呼吸机的外置气路每周常规清洗消毒 2 次；每

位患者呼吸机使用结束后外置气路即要清洗消毒 1 次。

（2）清洗前穿戴好必要的防护用品。

（3）拆开外置气路的各处连接，仔细检查管道内有无痰痂、血渍等污物的残留，如无则用自来水彻底冲洗，如有则应用含酶液浸泡后用专用刷子彻底清洁干净。

（4）消毒前换戴橡胶手套。

（5）将洗净的管路及附件完全浸泡在 2‰戊二醛碱性溶液中，管路不应有死弯，中空物品腔内不应有气泡存在。浸泡时间为 45 分钟。

（6）戊二醛的浓度要每周监测并做好记录，保证消毒效果并且使用的期限不得超过产品说明书所规定的有效期。

（7）消毒完成后的管路和配件用无菌水冲洗干净，晾干后装入清洁塑料袋中，干燥保存备用。

81　如何避免呼吸机相关肺炎？

①严格掌握气管插管及气管切开的适应证，若病情许可，应优先选择无创辅助通气。②加强口腔护理。③鼓励患者，尤其是术后患者早期床上活动。④加强翻身拍背，指导患者自主咳嗽、咳痰。⑤若无禁忌，床头抬高 $30°\sim45°$。⑥遵守手卫生规范，吸痰执行无菌操作。⑦建议使用带声门下吸引的气管导管，定期进行声门下分泌物吸引引流。⑧至少每周更换呼吸机螺纹管，有明显分泌物时需及时更换；螺纹管内冷凝水及时清除，不可使冷凝水倒流向患者，注意加温加湿。⑨对于机械通气患者，每日评估呼吸功能情况，减少插管时间。⑩正确消毒呼吸机及相关配件。⑪尽量减少或者尽早停用抗酸药；尽早肠内及肠外营养。⑫对宿主免疫缺陷患者（粒细胞缺乏/器官移植后等）予以保护性隔离。⑬不宜常规采用选择性消化道脱污染来预防呼吸机相关肺炎。⑭定期对全体医务人员包括护工进行精细相关预防知识培训。

82 呼吸机使用过程中如何加温湿化？

正常人每天从呼吸道丢失水分 200～500ml,建立人工气道后,每日水分丢失量增加。对于早期机械通气患者,宜增加湿化量。根据痰液的黏稠度、痰量及患者的生理需要量及时调整。

83 机械通气患者如何进行肺康复训练？

(1)加强呼吸肌锻炼,包括:①控制性深呼吸锻炼;②加强腹式呼吸以增强膈肌运动功能;③无创通气患者进行缩唇呼吸;④运动疗法以呼吸运动为主,结合下蹲/弯腰/扩胸及四肢运动的呼吸操;⑤阻力呼吸锻炼,应用呼吸阻力器提高患者吸气肌力及耐力。

(2)物理性训练:①超短波治疗;②高频膈肌起搏。

(3)气道分泌物廓清技术:①体位引流;②定期拍背及振动排痰机排痰;③控制性浅而频繁的爆发性咳嗽;④气道湿化治疗及雾化吸入药物。

(4)机器营养支持。

(5)注重心理康复。

84 使用家用呼吸机的注意事项有哪些？

掌握无创呼吸机的使用方法,建议首次使用前详细阅读说明书;注意无创呼吸机需要"平拿平放",防止主机进水;不使用呼吸机时将湿化器内的水倒掉;湿化用水为蒸馏水,不可使用含电解质的液体(自来水、矿泉水等);掌握无创呼吸机的适应证及禁忌证,意识不清、烦躁、自助呼吸功能差的不宜使用无创呼吸机;按要求连接无创呼吸机,使用前及使用中随时检查呼吸机是否正常工作;检查加温加湿装置是否正常,水量是否充足;使用过程中注意观察无创呼吸机界面的光标是否跳动及跳动幅度,若光标不动或者跳动幅度减小,提示管腔堵塞;进食时暂停无创呼吸机通气,避免误吸;遭遇停电或者机器故障时及时解开头带,取下鼻(面)罩;使用呼吸机期间可以适当抬高床头;注意观察患者的呼吸、心率、脉搏、血氧饱和度等生命体征;定期对无创呼吸机的管路及配件进行消毒;及时清理管路内的冷凝水,防止倒流。

85 如何评估家用呼吸机加温湿化效果?

根据痰液的黏稠度、痰量及患者的生理需要量及时调整。湿化满意时痰液稀薄,能够顺利吸引或者咳出。听诊肺部支气管无干鸣音或者大量痰鸣音;呼吸通畅,患者较为安静。湿化过度时痰液过度稀薄,且痰量较多,需要不断吸引;听诊痰鸣音较多,患者咳嗽频繁,烦躁不安,甚至出现人机对抗;可出现心率加快、血压升高,甚至发绀等。湿化不足时痰液黏稠,不易吸引或者咳出,听诊可闻及干鸣音,人工气道内可有痰痂形成。患者可突然出现吸气性呼吸困难、烦躁、发绀等。

86 无创呼吸机什么时候需要更换空气滤棉?

一般情况下空气滤棉应每 8～12 周更换。若环境中灰尘较多,应缩短空气滤棉更换时间。建议每月检查空气滤棉情况,若空气滤棉中吸附的灰尘较多,应及时更换。

第2章 慢性阻塞性肺疾病

第一节 诊断与评估

87 慢性阻塞性肺疾病的定义是什么？

慢性阻塞性肺疾病(*chronic obstructive pulmonary disease,COPD*)是一种普遍的可预防、可治疗的疾病。其特征为持续性进展的气流受限，长期气道高反应性及有害颗粒和气体引起的肺部慢性炎症。COPD 急性加重及其伴随疾病可加重患者的病情程度。

88 为什么要重视 COPD？

COPD 是一种严重危害人类健康的常见病、多发病，严重影响患者的生命质量，病死率较高，并给患者及其家庭以及社会带来沉重的经济负担。我国对 7 个地区 20 245 名成年人进行调查，结果显示 40 岁以上人群中 COPD 的患病率高达 8.2%。据全球疾病负担研究项目(The Global Burden of Disease Study)估计，到 2020 年 COPD 将位居全球死亡原因的第 3 位。世界银行和世界卫生组织的资料表明，至 2020 年，COPD 将位居世界疾病经济负担的第 5 位。

89　什么样的患者需要考虑 COPD 诊断？

存在呼吸困难（加重，运动后加重或持续性）、慢性咳嗽（间歇性或干咳）和咳痰症状及有危险因素暴露史（烟草，家庭厨房油烟、燃料燃烧，粉尘和化学试剂的职业暴露），COPD 家族史，年龄在 40 岁以上，结合肺功能测定，需要考虑 COPD 的诊断。

90　吸烟为什么会诱发 COPD？

吸烟能引起肺部炎症，这种慢性炎性反应可能引起肺实质组织破坏（导致肺气肿），破坏正常的修复和防御机制（导致小气道的纤维化）。这些病理改变引起空气的滞留，进行性气流受限及呼吸困难等 COPD 的其他症状。

91　为什么部分从来不吸烟的人罹患 COPD？

即使不吸烟，但在户外工作，有职业暴露史和室内空气污染等，同样能够吸入有害颗粒和气体，导致 COPD。同样，有 COPD 家族史及遗传易感性的人，儿童时期的肺部感染史、哮喘等其他慢性肺部疾病也能使人患 COPD。

92　COPD 是罕见病吗？

不是。尽管之前多数国家的调查显示，COPD 患者不到成年人的 6%，但是可能普遍低估或漏诊。拉美国家的调查显示，COPD 的发病率随年龄稳步增高，超过 60 岁的年龄段发病率最高，在墨西哥占总人口的 7.8%。不吸烟者中的患病率为 3%～11%。

93 **COPD 的流行病学情况如何?**

COPD 的患病率在吸烟者和曾经吸烟者中明显高于不吸烟者,40 岁以上者高于 40 岁以下者,男性多于女性。不吸烟者的患病率为 3%～11%。

94 **COPD 与慢性支气管炎、肺气肿的关系是什么?**

COPD 的慢性气流受限,是中小气道疾病(阻塞性支气管炎)和肺实质破坏(肺气肿)共同导致的。COPD 早期的定义曾经强调"肺气肿"和"慢性支气管炎",但是目前 COPD 的定义已经不再包括这两个术语。肺气肿,是一个病理学术语,通常应用于临床。慢性支气管炎是一个临床和流行病学的术语。

95 **COPD 的患病率与病死率、死亡率如何?**

COPD 的患病率随年龄增长而增加,60 岁以上的人口患病率显著增加,不吸烟者的患病率为 3%～11%。全球死亡率中,COPD 位于第 4 位,预计 2020 年将到达第 3 位。病死率增加主要与吸烟的普遍性及其他死因(如缺血性心脏病、感染性疾病)的减少有关。

96 **COPD 的社会经济负担如何?**

COPD 带来了沉重的社会经济负担。经济负担表现在直接的医疗费用和间接的劳动力减少导致的经济发展减速。在发达国家如欧盟等国,COPD 占了呼吸疾病医疗总费用的 56%(386 亿欧元)。而在发展中国家,尽管 COPD 的直接医疗费用可能不高,但却大大影响劳动力,降低了国内生产力,其带来的间接损失更严重影响经济发展。社会负担表现在因 COPD 引起人群寿命的减少和造成的残疾,用伤残调整生命年(DALYs)进行评价,COPD 是世界上 DALYs 损失的第 12 位原因,占 2.1%。根据预测,COPD 将在 2030 年上升为第 7 位 DALYs 降低的主要原因。

97 COPD 的最主要病因是什么?

吸烟是最主要的病因,但在许多国家,生物燃料使用、户外工作、职业暴露和室内空气污染也成为 COPD 的主要病因。

98 COPD 的发生与遗传因素有关系吗?

有关系。遗传和环境共同影响 COPD 的发病。抗胰蛋白酶缺乏是与 COPD 发病有关的遗传因素之一。同样的吸烟人群也并不是每个个体都出现 COPD,表明 COPD 还与遗传有关。而重度 COPD 患者,其兄弟姐妹吸烟后患 COPD 的家族风险更高。单基因编码的金属基质蛋白酶(MMP12)也与肺功能下降有关。

99 从年龄、性别、社会经济学状态看,COPD 好发于哪些人群?

年龄是 COPD 的独立发病因素,COPD 发病率 40 岁以上高于 40 岁以下。过去认为 COPD 的发病男性多于女性,但现在发达国家的调查显示男、女发病率几乎一样。吸烟者和曾经吸烟者高于不吸烟者。贫穷也是 COPD 一个危险因素,但是不清楚是否与室内外空气污染、拥挤、营养不良、感染或其他低水平的社会经济学状态有关。

100 COPD 与肺的发育有关系吗?

有关系。肺部的生长与母亲妊娠、生产的过程和儿童期、青春期的暴露有关,任何影响孕期和儿童时期肺部生长发育的因素都可能增加患 COPD 的风险。比如,与出生体重和成年时期的

FEV$_1$呈正相关,儿童期的肺部感染也有影响。

101 既往肺部疾病史(哮喘/气道高反应、慢支气管炎、感染)会加重 COPD 发生风险吗?

会。哮喘患者患 COPD 的风险是正常人的 12 倍,约 20% 哮喘患者出现不可逆气流受限,哮喘与 FEV$_1$的下降有密切关系。

气道高反应是 COPD 除吸烟以外的第 2 位危险因素,约 15% 的人群归因危险度,气道高反应是 COPD 独立预测指标,是轻度 COPD 患者肺功能下降的预测指标。

慢性支气管炎的黏液分泌亢进与 FEV$_1$下降有关,咳嗽和咳痰增加轻、中度 COPD 患者的死亡率。吸烟的年轻慢性支气管炎患者患 COPD 的风险增加。

儿童时期严重的呼吸道感染降低了成年时期的肺功能,并增加呼吸道症状。对于感染的易感性在 COPD 发病中也有作用。

102 COPD 与气象因素有没有相关性?

有。冬季 COPD 的发病率和病死率增加,可能与冬季寒冷、潮湿环境下呼吸病毒流行及感染有关。

103 COPD 的发生还有哪些危险因素?

职业暴露,包括有机和无机粉尘、化学药剂和烟雾。木柴、动物粪便、农作物秸秆和煤的燃烧,特别是室外燃烧或在通气不良的炉灶中燃烧,可致严重的室内空气污染。严重的城市空气污染对已有心脏或肺部疾病的人群更加有害。

104 COPD 的病理学改变是怎样的?

COPD 的病理改变在于气道、肺实质和肺血管系统,包括慢性炎症,表现在不同的肺组织区域特异性炎性细胞增加,肺组织结构的破坏导致损伤和修复反复进行。气道炎症和肺结构破坏随疾病严重程度增加而增加,即使戒烟后损伤仍然持续进行。

105 COPD 的发病机制有哪些?

烟或其他生物燃料的燃烧产生的有害颗粒吸入后引起肺部炎症,这种慢性炎性反应引起肺实质破坏(导致肺气肿),破坏正常的修复和防御机制(导致小气道纤维化),导致气体的滞留和进一步气流限制。氧化应激,蛋白酶-抗蛋白酶失衡,炎性细胞尤其是 $CD8^+$ 淋巴细胞的持续存在,大量炎性介质的产生释放,放大炎性反应,导致肺结构改变。

106 COPD 的病理生理学改变是怎样的?

COPD 的病理生理学改变包括:①气流受限,气体滞留。小气道的炎症、纤维化和渗出液降低 FEV_1 和 FEV_1/FVC。外周小气道的阻塞引起气体滞留,并导致肺过度通气。肺气肿导致肺实质的破坏也能引起气流受限,并最终降低气体交换。②气体交换异常,导致低氧血症和高碳酸血症。③黏液分泌亢进,导致慢性持续性咳嗽。④肺动脉高压,发生在晚期 COPD 患者,因为缺氧所致的肺小动脉收缩,导致肺结构的改变,包括内膜增生、平滑肌肥大。肺气肿所致的肺毛细血管床的减少导致肺循环压力增加,肺动脉高压使右心室肥大,最终引起右侧心力衰竭。

107 COPD 的病史有什么特点?

①有危险因素暴露史。比如吸烟史和职业或环境暴露史。②既往病史常有哮喘、过敏、鼻窦炎或鼻息肉,儿童时期有呼吸道感染史和其他呼吸系统疾病。③COPD 家族史或其他慢性呼吸疾病史。④症状发展模式:COPD 大多在成年人时期发病,大多

数患者感到呼吸困难逐渐增加、"冬季感冒"逐渐频繁而时间长，长期社会活动受限之后才就医。⑤呼吸疾病急性加重史或住院史。⑥出现并发症，如心脏病、骨质疏松、肌肉骨骼疾病和恶性肿瘤，也可能造成活动受限。

108　COPD 的患者有什么临床表现？

①慢性咳嗽通常是首发症状，开始可能是间断的，之后发展为每天，并常常持续一整天。②咳痰，一般为咳嗽后有少量黏痰。③气喘和胸闷。④呼吸困难，表现为呼吸费力、呼吸沉重感、缺氧或气喘。⑤中重度 COPD 患者常伴有疲劳、体重减轻和厌食。

109　COPD 的常见体征有哪些？

早期体征可无异常，随疾病进展出现以下体征。①视诊：胸廓前后径增大，肋间隙增宽，剑突下胸骨下角增宽，称为桶状胸。部分患者呼吸变浅，频率增快，严重者可有缩唇呼吸等。②触诊：双侧语颤减弱。③叩诊：肺部过清音，心浊音界缩小，肺下界和肝浊音界下降。④听诊：两肺呼吸音减弱，呼气延长，部分患者可闻及湿性啰音和（或）干性啰音。

110　桶状胸为什么常见于 COPD 患者？

桶状胸表现为胸廓前后径增大，肋间隙增宽，剑突下胸骨下角增宽。由于 COPD 患者肺通气功能障碍，肺组织弹性下降，肺残气量增加，胸腔内长期压力过高，导致胸腔扩张变形而成。

111　GOLD 是什么？

GOLD 全称为慢性阻塞性肺疾病全球倡议（global initiative for chronic obstructive lung disease），是一份关于诊断、管理和预防 COPD 的全球战略共识报告。GOLD 根据实际的医疗卫生体系,提出"战略文件",为卫生保健专业人员提供有效的管理工具。

112 COPD 诊断标准是什么?

COPD 诊断标准:临床上存在呼吸困难(加重,运动后加重或持续性)、慢性咳嗽(间歇性或干咳)或长期咳痰及有危险因素暴露史(烟草,家庭厨房油烟、燃料燃烧,粉尘和化学试剂的职业暴露),COPD 家族史,年龄在 40 岁以上,肺功能测定为使用支气管扩张药后 $FEV_1/FVC\ 0.70$。

113 肺功能检查对 COPD 的诊断有什么意义?

肺功能检查是 COPD 的必要诊断依据,也是一个评估 COPD 严重程度、气流受限可逆程度的指标。检查十分简单易行,独立于其他指标,广泛用于临床实践,大多数治疗方案都是基于这个检查。

114 COPD 患者的肺功能检查有哪些注意事项?

肺活量仪需要定期校准,肺活量仪应该能显示呼气曲线,以便检测技术性错误或对不满意的测试结果自动提示并分析原因。测试负责人需要培训以便合理有效使用。测试需要耐心,避免低估结果,造成错误诊断和不当治疗。肺功能的评估需要与相应的年龄、身高、性别、民族的参考值对比。

115 COPD 的肺功能特点(肺容量、肺通气、弥散能力)有哪些?

COPD 患者表现为 FEV_1 和 FVC 下降,残气量增加,肺总量增加,表明肺过度充气。一氧化碳弥散量(DLCO)及 DLCO 与肺泡通气量比值下降,肺通气功能和弥散能力下降。

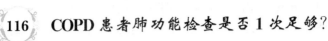

116　COPD 患者肺功能检查是否 1 次足够？

不是。FVC 和 FEV_1 的结果都应该有至少 3 次肺功能评估，这 3 次评估中 FVC 和 FEV_1 值的变化最好不超过 5% 或者 150ml。新版 GOLD 建议 COPD 患者定期复查肺功能，评估肺功能下降速率。

117　COPD 的血气分析有哪些特征？

早期患者会出现低氧血症，病情进展到后期则会出现低氧血症和高碳酸血症。

118　6 分钟步行试验评估方法如何进行？

6 分钟步行试验是一种运动试验，方法简单易行，要求患者在平直的走廊里尽可能快地行走，在旁监测的人员每 2 分钟报时 1 次，并记录患者可能发生的气促、胸痛等不适。如患者体力难支可暂时休息或终止试验。6 分钟后试验结束，监护人员统计患者步行距离进行结果评估。

119　运动心肺功能评估方法有哪些？

心肺运动试验（cardiopulmonary exercise testing，CPET）是指在一定的运动负荷下，通过检测代谢指标与生理指标反映心肺的储备能力及两者之间的协调性。常用指标：最大摄氧量（maximal oxygen uptake，VO_2 max）、代谢当量（metabolic equivalent，MET）、氧通气等量（VE/Vo_2）、无氧阈（anaerobic threshold，AT）、运动最大通气量（MVV）、心排血量（cardiac output，CO）、每搏量（stroke volume，SV）、每搏氧耗量（O_2 pulse）、二氧化碳排出量（carbon dioxide output，Vco_2）、每分通气量（VE）、终

末潮气氧分压(PET_{O_2})、终末潮气二氧化碳分压(PET_{CO_2})、生理无效腔(Vd /Vt)、呼吸困难指数(dyspnea index)、肺泡-动脉血氧分压差(PA-aDO_2)。

120 什么是肺性脑病?

肺性脑病是慢性支气管炎并发肺气肿、肺源性心脏病及呼吸衰竭引起的脑组织损害及脑循环障碍。主要依据有慢性肺部疾病伴呼吸衰竭;临床表现有意识障碍、神经症状、精神症状和定位神经体征;血气分析有肺功能不全及高碳酸血症的表现;排除了其他原因引起的神经、精神障碍而诊断。

121 COPD 影像学表现如何?

COPD 早期胸部 X 线片可无异常变化,以后可出现肺纹理增粗、紊乱等非特异性改变,也可出现肺气肿改变。CT 检查可见 COPD 小气道病变、肺气肿及并发症的表现。

122 影像学上报肺气肿就是 COPD 吗?

肺气肿是指肺部终末细支气管远端气腔出现异常持久的扩张,并伴有肺泡壁和细支气管的破坏而无明显的肺部纤维化。当慢性支气管炎或肺气肿患者肺功能检查出气流受限并且不能完全可逆,则诊断为 COPD。若患者只有慢性支气管炎或肺气肿,而无气流受限,则不能诊断为 COPD,应视为 COPD 的高危期。

123 COPD 还需完善哪些实验室检查?

凝乳需要完善的实验室检查包括:肺功能检查、胸部 X 线检查、胸部 CT 检查、血气分析检查、α_1 胰凝乳蛋白酶 BNP 感染指标。当 COPD 合并有感染时,痰培养可以查出病原菌。

124 如何确定 COPD 的诊断？

任何有呼吸困难、慢性咳嗽或咳痰及 COPD 风险因素暴露史的患者，都应考虑 COPD 的诊断。肺功能检查是确诊 COPD 的必备条件；使用支气管扩张药后，$FEV_1/FVC<0.70$ 确定存在持续性气流阻塞，即 COPD。在对 COPD 患者进行诊治时，应参考肺功能结果。

125 COPD 的常见并发症有哪些？

呼吸衰竭、自发性气胸、肺动脉高压、慢性肺源性心脏病等。

126 如何鉴别 COPD 与支气管扩张症？

支气管扩张症的典型表现是反复大量咳浓痰或反复咯血。胸部 X 线片常见肺纹理粗乱或呈卷发状。高分辨率(HR)CT 检查可确定诊断。

127 如何鉴别 COPD 与心血管疾病？

心血管疾病胸部 X 线片也可见心影扩大，肺水肿征象。肺功能提示限制性通气障碍，无气流受限。

128 COPD 还需与哪些疾病相鉴别？

哮喘、肺结核、闭塞性细支气管炎、弥漫性泛细支气管炎。

129 为什么要对 COPD 进行综合评估？

COPD 评估的目标是明确疾病的严重程度，对患者健康状况、未来风险事件发生(急性加重、住院和死亡)的影响，以指导治疗。应分别从疾病的以下方面进行评估：症状、气流受限的程度

（肺功能检查）、急性加重风险、并发症。

130 什么是 CAT 评分？

CAT 问卷共包括 8 个问题，核心在于：咳嗽、咳痰、胸闷、睡眠、精力、情绪这 6 项主观指标和运动耐力、日常运动影响这两项耐受力评价指标。患者根据自身情况，对每个项目做出相应评分（0～5），CAT 分值范围是 0～40。

131 什么是呼吸困难量表（mMRC）评分？

mMRC 也被推荐作为一个替代性评估工具，用于 COPD 患者 A—D 级的分类。改良英国医学研究委员会呼吸困难量表（mMRC）只能够用于呼吸困难的评估。mMRC 根据患者出现气短时的活动程度分为 0—4 个等级，4 级表示患者在最轻微的活动时即出现呼吸困难。

132 呼吸困难量表评分如何使用？

mMRC 根据患者出现气短时的活动程度分为 0—4 个等级，4 级表示患者在最轻微的活动时即出现呼吸困难。

0 级：仅在用力运动时才会出现喘息。

1 级：平地快步行走或步行爬小坡时出现呼吸困难。

2 级：平地行走时比同龄人慢，需要停下来休息。

3 级：在平地行走 100 米左右或数分钟后需要停下来休息。

4 级：因严重呼吸困难以至于不能离开家，或在穿、脱衣服时出现呼吸困难。

133 如何对 COPD 进行症状评估？

推荐进行有效问卷，如 COPD 评估测试（CAT）或临床 COPD 问卷（CCQ）对症状进行全面评估。mMRC 仅评估呼吸困难。

134 如何评估 COPD 气流受限程度（肺功能分级）？

可使用 GOLD 分级；COPD 患者吸入支气管扩张药后 $FEV_1/FVC<0.70$；再依据其 FEV_1 下降程度进行气流受限的严重程度分级：

GOLD 1 级（轻度）$FEV_1/FVC<70\%$，FEV_1 占预计值百分比$\geqslant80\%$。

GOLD 2 级（中度）$FEV_1/FVC<70\%$，$50\%\leqslant FEV_1$ 占预计值百分比$<80\%$。

GOLD 3 级（重度）$FEV_1/FVC<70\%$，$30\%\leqslant FEV_1$ 占预计值百分比$<50\%$。

GOLD 4 级（极重度）$FEV_1/FVC<70\%$，FEV_1 占预计值百分比$<30\%$。

135 BODE 指数有何价值？

仅以第 1 秒用力呼气量（FEV_1）评价 COPD 患者疾病严重程度及预后有很大不足。2004 年由 Celli 等提出了一个预测 COPD 患者病情及预后的新的多维分级系统，BODE 指数（body mass index，airflow obstruction，dyspnea，and exercise capacity index，BODE index）包含 4 个变量：体质指数（body mass index，B）、气流阻塞程度（the degree of airflow obstruction，O）、呼吸困难（dyspnea，D）及运动能力（exercise capacity，E）。BODE 评分越高，患者病死率也越高，BODE 评分系统可更好地评价 COPD 患者疾病严重程度及预后。

136 如何评估 COPD 的急性加重风险？

COPD 急性加重的定义为呼吸症状加重，超出日常变异，需要调整药物治疗的急性发作。频繁急性加重的最佳预测指标（≥ 2 次/年）为既往急性加重病史。急性加重风险会随着气流受限严重程度的升高而增加。需要入院治疗的 COPD 急性加重与死亡风险增加的不良预后相关。

137 COPD 有哪些共患病？

心血管疾病，骨质疏松，抑郁和焦虑，骨骼肌功能下降，代谢综合征和肺癌常见于 COPD 患者。这些并发症可能会影响 COPD 的死亡率及入院率，应对患者进行常规检测和合适治疗。

COPD 的综合评估						
气流受限程度分级	GOLD4:极重度	C	D	≥2	急性加重发作频率/年
	GOLD3:重度				
	GOLD2:中度	A	B	<1	
	GOLD1:轻度				
症状评估	改良英国医学研究委员会呼吸困难量表	mMRC 0—1	>2		
	COPD 评估测试	CAT<10	CAT≥10		

138 如何对 COPD 进行综合评估？

气流受限（通过肺功能评估）

低风险（GOLD 1 或 2）：患者为（A）或（B）

高风险（GOLD 3 或 4）：患者为（C）或（D）

症状

症状较少（mMRC 0—1 或 CAT<10）：患者为（A）或（C）

症状较多(mMRC≥2 或 CAT≥10):患者为(B)或(D)
急性加重

低风险:急性加重≤1 次/年,并且不需住院治疗:患者为(A)
或(B)

高风险:急性加重≥2 次/年或≥1 次住院:患者为(C)或(D)

对 COPD 患者,综合评估结果为 GOLD 1/2/3/4,GROUP
A/B/C/D。

139　COPD 急性加重的定义是什么?

COPD 急性加重的定义为短期内(数天)呼吸症状加重,超出
日常变异,需要调整药物治疗的急性发作。

140　诱发 COPD 急性加重的因素有哪些?

导致 COPD 急性加重的原因复杂,其中环境因素的变化,如
气温低和空气污染等均可导致其发作,但越来越多的证据表明,
感染是 COPD 的最主要原因,约占 80%,主要包括细菌、病毒及
非典型病原体,其中细菌感染占 40%～50%,病毒占 30%～
40%,非典型病原体占 5%～10%。

141　什么是 COPD 急性加重的 Anthonisen 分型(Ⅰ型、Ⅱ型、Ⅲ型)?

目前大多数研究仍采用 Anthonisen 定义和分型标准,至少
具有以下 3 项中的 2 项即可诊断:①气促加重;②痰量增加;③痰
变脓性。

142　COPD 急性加重严重度如何评估?

动脉血气分析(院内):当呼吸室内空气时, PaO_2 <8.0 kPa
(60mmHg),伴或不伴 $PaCO_2$ >6.7kPa(50mmHg),提示为呼吸

衰竭。

胸部 X 线片有助于排除其他替代性诊断;心电图有助于诊断合并存在的心脏病。

143 COPD 急性加重患者的住院指征有哪些?

(1)症状明显加重。

(2)潜在的严重 COPD。

(3)有新的体征出现。

(4)急性加重发作且经初始治疗失败。

(5)存在严重的合并症。

(6)存在频繁的急性加重发作。

(7)高龄。

(8)家庭支持不足。

144 COPD 急性加重患者入住 ICU 的指征有哪些?

(1)呼吸困难严重,且对初始急诊治疗效果不佳。

(2)意识障碍(精神错乱、嗜睡、昏迷)。

(3)尽管辅以氧疗和无创机械通气治疗,仍出现持续或进行性加重的低氧血症(PaO_2<5.3kPa,40mmHg)和(或)严重/进行性加重的高碳酸血症($PaCO_2$>8.0kPa,60mmHg)和(或)严重/进行性加重的呼吸性酸中毒(pH<7.25)。

(4)需要有创机械通气治疗。

(5)血流动力学不稳定——需用升压药(需根据当地医疗资源而定)。

145　COPD 临床分期如何？

COPD 的病程可分为稳定期和急性加重期。

稳定期：指患者咳嗽、咳痰、气短等症状稳定或症状轻微。

急性加重期：指在疾病过程中，短期内咳嗽、咳痰、气短和（或）喘息加重、痰量增多，呈脓性或黏液脓性，可伴发热等症状。

第二节　共患病处理

146　COPD 患者有哪些常见的合并症？

（1）心血管疾病（如缺血性心脏病、心房颤动、心力衰竭、高血压）：心血管疾病是 COPD 最常见和最重要的合并症。心脏选择性 β 受体阻滞药不应在 COPD 患者中禁用。

（2）骨质疏松：骨质疏松是 COPD 的主要合并症，与患者健康状态受损和不良预后相关，但临床中经常被漏诊。与 COPD 其他亚型相比，骨质疏松与肺气肿的关系更为密切。合并骨质疏松的 COPD 患者通常伴有 BMI 及无脂肪体重偏低。

（3）焦虑与抑郁：焦虑与抑郁也是 COPD 重要的合并症，与不良预后相关。常与年龄较轻、女性、吸烟、低 FEV_1、咳嗽、高 SGRQ 评分和心血管疾病病史相关。

（4）肺癌：研究发现肺癌是轻度 COPD 患者死亡的主要原因。

（5）感染：严重感染，尤其是呼吸道感染，常见于 COPD 患者。

（6）代谢综合征与糖尿病。

（7）支气管扩张：气流受限已被公认为是部分支气管扩张患者的特征性表现。随着 CT 扫描技术在 COPD 患者管理中的应用不断增加，越来越多的 COPD 患者被发现存在支气管扩张的影像学改变,从轻度管状支气管扩张到更严重的曲张性改变均有发现,囊状支气管扩张较为罕见。合并支气管扩张症与 COPD 患者急性加重期延长、死亡率升高有关。

(8)认知功能受损。

147 为什么要重视评估治疗 COPD 患者存在的合并症?

因为 COPD 经常与其他疾病合并,且显著影响其预后。任何程度 COPD 均有可能发生合并症,一些合并症可以独立于 COPD 而发生,而另一些合并症与 COPD 相关,例如具有共同的危险因素或者一种疾病增加另一种疾病的风险。研究表明,COPD 的特征如全身性炎症很可能就与其他疾病相关。合并症的风险随着 COPD 病情的进展(如患者体能的下降)而增加。与 COPD 症状相关的合并症容易被忽视,如心力衰竭和肺癌(气促)、抑郁症(乏力及体能下降),而且鉴别诊断常常存在困难。例如,COPD 与心力衰竭合并存在的患者,COPD 急性加重时可以同时伴有心力衰竭的恶化。不论 COPD 是否与合并症相关,都必须重视 COPD 患者合并症的诊断和治疗。

148 COPD 患者合并心脏疾病时如何使用 β 受体阻滞药?

COPD 合并缺血性心脏病、心力衰竭、心房颤动时,选择性 β_1 受体阻滞药相对安全,益处大于潜在的风险,即使对于严重的 COPD 患者也是一样的。有研究显示,比索洛尔治疗 COPD 合并心力衰竭会降低 FEV_1,但并不会使患者的症状和生活质量恶化。近期高血压指南指出 β 受体阻滞药在高血压治疗上的效果不明显,如果 COPD 患者需要应用 β 受体阻滞药降血压,建议使用高选择性 β_1 受体阻滞药。

149　COPD 患者合并心脏疾病时如何使用 β 受体激动药？

COPD 合并缺血性心脏病时，应避免使用高剂量 β 受体激动药。有观察研究显示，心力衰竭患者吸入 β 受体激动药治疗会增加患者的死亡风险和住院率，提示严重的心力衰竭患者合并 COPD 应用 β 受体激动药治疗应对患者进行密切随访。临床认为高剂量的 β 受体激动药可能导致不可控制的心率增快，因此对于心房颤动患者 β 受体激动药的应用亦需谨慎。而合并高血压的 COPD 患者，没有证据表明需对 β 受体激动药的应用有特殊要求。

150　COPD 合并心力衰竭患者的治疗原则及注意事项是什么？

心力衰竭（HF）的治疗参照 HF 的指南，没有证据显示 COPD 患者中的 HF 的治疗有何不同。选择性 β_1 受体拮抗药显著影响 HF 的生存期，存在 COPD 成为患者不能接受充分治疗的原因。但是，如 HID 患者一样，选择性 β_1 受体拮抗药对合并 COPD 的 HF 患者也是安全的。研究显示比索洛尔治疗 COPD 合并降低 FEV_1，但不会使患者的症状和生活质量恶化。总之，对 COPD 合并 HF 患者而言，选择性的 β_1 受体阻滞药比非选择性的 β 受体阻滞药好。对 HF 患者而言，选择性的 β_1 受体阻滞药的治疗作用胜过治疗带来的风险，即使对于严重的 COPD 患者，也是一样的。

合并 HF 时，COPD 按照常规治疗，没有证据显示合并 HF 时 COPD 的治疗有不同。这一结论源于 HF 合并 COPD 患者大规模长期的临床研究。一项观察研究显示，HF 患者接受吸入 β 受体激动药治疗会增加患者的死亡风险和住院率，提示严重的 HF 患者合并 COPD 应用 β 受体激动药治疗应对患者进行密切随访。

151 COPD 合并心房颤动治疗注意事项有哪些？

AF 按照指南治疗,COPD 按照常规治疗,没有证据表明在治疗上有什么不同。如果治疗 AF 考虑用 β 受体拮抗药,推荐使用选择性 β_1 受体拮抗药。

高剂量的 β_2 受体激动药可以导致难以控制的心率增加,因此需谨慎应用。

152 COPD 合并高血压患者治疗注意事项有哪些？

高血压按照指南治疗,没有证据表明合并 COPD 后在治疗上有什么不同。近期高血压指南指出 β 受体拮抗药在治疗高血压上的效果不明显,如 COPD 患者需要降血压治疗,可以考虑应用选择性 β_1 受体拮抗药。

COPD 按照常规治疗,没有证据显示合并高血压后在治疗上有什么不同。

153 COPD 合并骨质疏松如何治疗？

没有证据显示合并骨质疏松后二者本身的治疗有何不同。但是,由于全身性应用糖皮质激素可以显著增加骨质疏松的风险,所以,如果可能在 COPD 急性发作时,临床上应尽量避免反复应用全身糖皮质激素。

154 为什么 COPD 患者容易罹患抑郁症？

常与年龄较轻、女性、吸烟、低 FEV_1、咳嗽、高 SGRQ 评分及既往存在心血管疾病的病史有关。

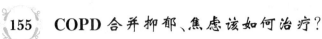

155　COPD 合并抑郁、焦虑该如何治疗？

抑郁和焦虑均按照本病相应指南治疗，COPD 按照常规治疗。研究显示，体育锻炼从总体上对改善抑郁状态有益处，因此，应该强调非康复治疗对疾病的可能影响。

156　COPD 合并肺癌如何治疗？

肺癌、COPD 均按本病指南治疗。由于 COPD 患者肺功能差，当患者合并肺癌需要采取手术治疗时可能会受到限制。

157　COPD 患者合并代谢综合征、糖尿病该如何治疗？

COPD 和糖尿病均按照原疾病指南治疗。但是，对于严重 COPD 患者，不建议把患者的目标体质指数控制在 $21kg/m^2$ 以下。

158　COPD 合并支气管扩张该如何治疗？

合并 COPD 时，支气管扩张应按照常规治疗。目前尚不清楚，预防 COPD 的急性加重是否需要更长期使用口服或吸入抗生素，还是支气管扩张药或吸入糖皮质激素治疗。

合并支气管扩张时，COPD 应按照指南常规治疗。但部分患者可能需要更积极和长期的抗生素治疗。

第三节　药物治疗

159　长效 β_2 受体激动药在稳定期 COPD 患者中的作用及不良反应有哪些？

β_2 受体激动药的作用在于通过激活 β_2 肾上腺素受体，增加

cAMP 和拮抗支气管收缩来舒张气道平滑肌。在稳定期 COPD 的管理中,长效 β_2 受体激动药优于短效剂型,可单用作为 B 组的首选用药,或联合糖皮质激素作为 C、D 组的首选用药,或联合其他药物作为 B、C、D 组患者药物治疗的次选方案。

长效吸入型 β_2 受体激动药可以维持作用 12 小时以上。福莫特罗和沙美特罗可以显著改善 FEV_1、肺容量、呼吸困难症状和疾病相关的生活质量及急性加重的频率,但对死亡率和肺功能下降速率无影响。一项系统回顾试验显示,沙美特罗和福莫特罗可以显著减少急性加重需要治疗的人数和住院人数。沙美特罗还可以减少住院率。茚达特罗是一种新型的长效 β_2 受体激动药,每天用药 1 次,维持疗效可达 24 小时,其支气管舒张效果类似于噻托溴铵,显著大于沙美特罗和福莫特罗,可以显著改善 FEV_1、呼吸困难和疾病相关的生活质量。

不良反应:对于敏感患者,刺激 β_2 肾上腺素受体会导致静息时窦性心动过速,并有潜在的促心律失常作用,尽管这些作用没有明显的临床意义。对于大剂量使用 β_2 受体激动药的老年患者,不管是通过什么途径给药,都有可能发生严重的躯体震颤,这限制了患者所能耐受的最大剂量。另外,β_2 受体激动药可能导致低钾血症,尤其是联合使用噻嗪类利尿药时,还会导致静息状态下的氧耗量增加,不过这些代谢改变显示的是药物快速耐药反应,而不是支气管扩张药的作用。

160 长效胆碱受体阻滞药的选择及不良反应有哪些?

长效胆碱受体阻滞药噻托溴铵可以选择性地阻断 M_3 和 M_1 受体。阿地溴铵作用时间至少 12 小时,而噻托溴铵和格隆溴铵持续作用时间超过 24 小时。噻托溴铵可以减少急性加重的发作,减少住院率、改善症状和健康状态、增加肺康复训练的效果。在改善肺功能和呼吸困难上,阿地溴铵和格隆溴铵与噻托溴铵相似。

长效胆碱受体阻滞药最常见的不良反应是口干。尽管有出现前列腺症状的报道,但是没有数据显示它们之间存在因果关系。研究结果表明,应用噻托溴铵干粉吸入剂与软雾装置的患者相比,两组死亡率和急性加重的发生率均没有显著差异。使用面罩吸入溶液可能导致急性青光眼,这可能与药物溶液对眼的直接作用有关。

161 吸入型糖皮质激素在 COPD 患者维持治疗中的作用如何?

对于肺功能重度和极重度或频发急性加重的患者,推荐长期吸入糖皮质激素联合长效支气管扩张药治疗。吸入糖皮质激素联合长效 β 受体激动药或胆碱能拮抗药是 C、D 组患者的首选治疗方案。

在 $FEV_1 < 60\%$ 预计值的 COPD 患者中,规律吸入糖皮质激素可以改善症状、肺功能,提高生活质量,减少急性加重的频率。停用吸入型糖皮质激素可能导致部分患者的急性加重,而另一项研究表明,对于重度和极重度 COPD 患者,吸入型糖皮质激素可通过 3 个月内的逐步减量至停用,不会增加急性加重风险,但是会导致肺功能的显著恶化。对于急性加重风险较低的 COPD 患者,停用吸入型糖皮质激素而维持长效支气管扩张药治疗是安全的。规律吸入糖皮质激素不能改善 FEV_1 的长期下降,但可以降低 COPD 患者的全因死亡率。

不良反应:吸入型糖皮质激素会导致肺炎、口腔念珠菌病、声嘶和皮肤挫伤发生率增加。长期使用曲安奈德会使骨密度下降的风险增高,但这个风险在其他的吸入型糖皮质激素中是否存在有争议。

162 如何选择联合磷酸二酯酶-4 抑制药？

磷酸二酯酶-4 抑制药的主要作用是通过抑制细胞内的环腺苷酸(cAMP)的降解来减轻炎症。对于有慢性支气管炎、肺功能重度和极重度、既往有急性加重病史的患者,磷酸二酯酶-4 抑制药(罗氟司特)可有效减低需要使用糖皮质激素的中重度急性加重风险(发生率减低 15%～20%)。应用长效支气管扩张药的 COPD 患者,加用磷酸二酯酶-4 抑制药后肺功能也可得到改善。磷酸二酯酶-4 抑制药应至少与一种长效支气管扩张药联合应用。目前尚没有关于磷酸二酯酶-4 抑制药和吸入型糖皮质激素的对比或联用的研究。

163 应用罗氟司特的注意事项有哪些？

磷酸二酯酶-4 抑制药治疗 COPD,不良反应多。最常见的不良反应是恶心、食欲缺乏、腹痛、腹泻、睡眠障碍及头痛。罗氟司特的不良反应似乎发生在治疗早期,是可逆的,并且随着治疗时间的延长而消失。对照研究结果显示,在罗氟司特治疗期间出现平均 2kg 的体重下降,原因未明。因此,检验治疗期间检测体重,低体重患者避免使用。抑郁患者应用罗氟司特也应谨慎。罗氟司特和茶碱不应同时应用。

164 如何评价茶碱类药物在 COPD 治疗中的作用？

对于稳定期 COPD 与安慰剂相比,茶碱具有中度支气管扩张作用,并能改善症状。沙美特罗联合茶碱对改善 FEV_1 和呼吸困难症状比单用沙美特罗效果更明显。低剂量茶碱可以减少急性加重的发作,但是不能改善肺功能。有证据证明,茶碱疗效相对较小,不良反应更多,不推荐用于 COPD 稳定期维持治疗,除非没有其他长期治疗的支气管扩张药或者患者无法负担。因此,目前茶碱多单用或联合其他支气管扩张药作为稳定期 COPD 患者的替代治疗方案。在急性加重期,静脉使用茶碱或氨茶碱为二线用药,只用于对短效支气管扩张药疗效不佳的患者。

165 扩张血管药物在合并肺源性心脏病的 COPD 患者中该如何应用?

COPD 患者的低氧血症是由血流-通气比例改变所致,而不是像非心源性肺水肿那样通过增加肺内分流引起。基于现有证据,一氧化氮禁用于稳定期 COPD 患者。同样的,在没有得到内皮调节药治疗 COPD 合并肺动脉高压的安全性及有效性数据前,肺动脉高压的治疗指南也不推荐应用该类药物治疗 COPD 的肺动脉高压。

166 COPD 患者应用免疫调节药是否可以获益?

研究显示,应用免疫调节药治疗 COPD 可降低严重程度及急性加重频率,但需要更多的研究来检验长期疗效。目前尚不推荐常规应用。

167 孟鲁司特在 COPD 中的作用如何?

目前没有充分的证据支持白三烯拮抗药在 COPD 患者治疗中的作用,因此 2016 版 GOLD 指南中,孟鲁司特未做推荐。

168 阿斯美在 COPD 治疗中的作用如何?

复方甲氧那明胶囊(阿斯美)为复方制剂,其组分为盐酸甲氧那明、那可丁、氨茶碱、马来酸氯苯那敏,可抑制支气管痉挛及肿胀、降低气道高反应性,减轻咳嗽、利于排痰。文献证实,在急性加重期联合吸入用复方异丙托溴铵溶液(可必特)可缩短症状缓解时间、抗生素应用时间,降低社区医院患者转诊率;在稳定期与 ICS/LABA 联用可提高肺功能、减少急性加重次数、降低住院率。

169 阿米迪透皮贴在 COPD 治疗中的作用如何?

妥洛特罗贴剂(阿米迪),是临床上第 1 种通过透皮贴方式给药的支气管扩张药。妥洛特罗是一种中长效、高选择性的 β_2 受体激动药,扩张支气管平滑肌作用强而持久,对心脏的兴奋作用较弱。相比口服药和吸入药,贴剂的显著优点是患者依从性高,每日 1 贴,使用方便,且可以避免药物受胃肠道等生理因素影响,避免药物对胃肠道生理功能的干扰。妥洛特罗贴剂可保证血药浓度峰值时间为早晨,与人的呼吸功能低谷时间一致;无首过效应、药物生物利用度高;缓控方式给药,有效减少血药浓度的峰谷现象、降低给药次数和不良反应,尤其适用于高龄患者。有文献证实,持续 4 周应用妥洛特罗贴剂可有效改善稳定期 COPD 患者活动后的呼吸困难评分,这种改善可能会鼓励患者进行日常活动或经常锻炼身体。一项针对中重度 COPD 患者的临床对照试验表明,妥洛特罗贴剂组与吸入沙美特罗组治疗后肺功能增加情况基本一致,但妥洛特罗组患者依从性更高,且不受高龄及认知功能受损的影响,6 分钟步行试验和生活质量的改善也显著优于沙美特罗组。

170 COPD 急性加重时如何选择药物治疗?

COPD 急性加重时常用 3 类药物治疗:支气管扩张药、激素和抗生素。

支气管扩张药:单用短效吸入 β_2 受体激动药或联用短效抗胆碱能药是临床 COPD 急性加重期常用的治疗方法。静脉使用甲基黄嘌呤药物(茶碱或氨茶碱)为二线用药,只用于对短效支气管扩张药疗效不佳的患者。

糖皮质激素：COPD 急性加重患者全身应用糖皮质激素可以缩短恢复时间，改善肺功能（FEV_1）和低氧血症，降低早期复发、治疗失败的风险，缩短住院时间。2016 版 GOLD 指南推荐使用泼尼松 40mg/d，疗程 5 天。首选口服泼尼松，也可单独雾化吸入布地奈德替代口服激素治疗。

抗生素：推荐疗程 5～10 天。

171 COPD 患者雾化吸入抗生素是否合理？

对于有抗生素应用指征的 COPD 患者，GOLD 指南推荐口服或静脉的给药方式，对雾化吸入抗生素未做推荐。吸入性抗生素可实现靶部位浓度最大化和药动学/药效学指数的最优化、减少全身暴露和毒性，但同时可刺激气道，出现支气管痉挛等不良反应，且有研究认为，局部用药易诱发出现耐药菌株。目前，雾化吸入抗生素在支气管扩张、呼吸机相关性肺炎或气管支气管炎、上呼吸道感染等疾病中的临床作用逐渐得到重视，同时存在争议，而在 COPD 治疗中，其临床作用尚无足够证据支持。

172 联合雾化吸入支气管扩张药治疗在 COPD 患者治疗有何优势？

为了增强雾化吸入的效果，或缩短雾化吸入的时间，医师会把多种药物溶液或混悬液混合后让患者同时吸入。如抗胆碱能药与 $β_2$ 受体激动药联合应用具有协同作用，扩张支气管的作用更强，具有起效迅速、作用持久的特点。

173 气管插管及机械通气患者雾化吸入装置如何选择？

可用于机械通气患者雾化吸入的装置有小容量雾化器（small-volume nebulizer）和加压定量吸入器（pressure meter dose inhaler,pMDI)。小容量雾化器主要用于雾化吸入药液,如支气管扩张药、激素、抗生素、表面活性物质、黏液溶解药等,使用范围广,包括喷射雾化器、超声雾化器及振动筛孔雾化器。使用未配备雾化功能的呼吸机时,如需进行雾化吸入,建议选择定量吸入器、超声雾化器或振动筛孔雾化器进行雾化吸入,以免影响呼吸机的送气功能。使用小容量雾化器进行雾化吸入时,在呼气端连接过滤器以吸附气溶胶,避免损坏呼吸机内部精密部件;过滤器需定期检测或更换。机械通气应用 pMDI 时,宜选择腔体状储雾罐连接,将 pMDI 及储雾罐置于吸气管路 Y 形管处。应用低密度气体输送气溶胶可增加肺内沉积量。必要时可选择用压缩氧气或空气驱动喷射雾化器,用氦、氧混合气体输送气溶胶。

174 对于 AECOPD 患者,是否可单独应用雾化吸入糖皮质激素迅速缓解症状?

布地奈德雾化吸入可改善气道炎症,但不能快速缓解气流受限,因此雾化吸入布地奈德时联合应用短效支气管扩张药,可获得更好疗效。

175 AECOPD 患者可以吸入抗感染药物治疗吗?

对于有抗生素应用指征的 COPD 患者,GOLD 指南推荐口服或静脉的给药方式,对雾化吸入抗生素未做推荐。吸入性抗生素可实现靶部位浓度最大化和药动学/药效学指数的最优化、减少全身暴露和毒性,但同时可刺激气道、出现支气管痉挛等不良反应,且有研究认为,局部用药易诱发出现耐药菌株。目前,雾化吸入抗生素在支气管扩张、呼吸机相关性肺炎或气管支气管炎、上呼吸道感染等疾病中的临床作用逐渐得到重视,同时存在争议,而在 COPD 治疗中,其临床作用尚无足够证据支持。

176 AECOPD 患者推荐的常用雾化吸入药物方案有哪些？

AECOPD 时单用短效吸入 β 受体激动药或联用短效抗胆碱能药是临床上 AECOPD 常用的治疗方法。临床上常用短效支气管扩张药雾化溶液如下。①吸入用硫酸沙丁胺醇溶液：采用呼吸机或喷雾器给药，稀释后的溶液由患者通过适当的驱动式喷雾器吸入。②异丙托溴铵雾化吸入溶液：吸入用异丙托溴铵溶液可使用普通的雾化吸入器。在有给氧设施情况下，吸入雾化液最好在氧流量 6～8L/min 的条件下给予雾化吸入。用量应按患者个体需要做适量调节。③吸入用复方异丙托溴铵溶液：通过合适的雾化器或间歇正压呼吸机给药，适用于成年人（包括老年人）和 12 岁以上的青少年。

临床上也常用吸入糖皮质激素联合短效支气管扩张药雾化吸入。如布地奈德联合硫酸特布他林雾化液或布地奈德联合吸入用异丙托溴铵溶液，或单独吸入复方异丙托溴铵溶液。

177 AECOPD 患者抗感染药的使用指征有哪些？

COPD 急性加重患者抗生素使用的 3 个必要症状是呼吸困难加重、痰量增多和脓性痰；或含脓性痰在内的两个必要症状，或需要有创或无创机械通气治疗。

178 如何选择 AECOPD 患者初始抗感染方案？

抗生素的选择需根据当地的细菌耐药情况决定。常用的初始经验性治疗可选用阿莫西林加或不加克拉维酸、大环内酯类药物或四环素。对于频繁急性加重、严重气流受限和（或）需机械通气的患者，需进行痰培养或其他肺内分泌物的培养，因为这些患者易感染的革兰阴性菌（如假单胞菌属）或耐药病原体对上述药物不敏感。抗生素首选口服，但临床工作中用药途径（经口或静脉）最终取决于患者的进食能力和抗生素的药动学情况。

179 如何看待病毒感染在 COPD 患者急性加重的作用？

上呼吸道病毒感染是诱发 AECOPD 的重要原因，有数据表明，几乎 50％AECOPD 患者合并上呼吸道病毒感染，常见病毒为鼻病毒属、呼吸道合胞病毒和流感病毒。其中鼻病毒属是普通感冒最为常见的诱因，也是 AECOPD 的重要触发因素，超过 60％的患者在 AECOPD 之前有感冒病程。研究提示，鼻病毒感染导致 COPD 患者气道菌群改变，并参与继发的细菌感染。呼吸道合胞病毒感染也是 AECOPD 的一个重要因素。流感病毒感染所致的 AECOPD 相对较少。上呼吸道病毒感染引起的 AECOPD 比源于细菌感染的 AECOPD 症状重、持续时间长、复发次数也更多。

180 COPD 患者急性加重如何选择药物治疗病毒感染？

由于多数抗病毒药临床治疗效应的不确定性及明显的不良反应和缺乏耐受性，目前不推荐应用抗病毒药物治疗 AECOPD。暂无任何抗病毒药物批准用于治疗鼻病毒属感染，尤其是鼻病毒属感染诱发的 AECOPD。而对于疑有流感的 AECOPD 患者，抗病毒治疗仅适用于出现流感症状（发热、肌肉酸痛、全身乏力和呼吸道感染）时间少于 2 天、并且正处于流感暴发时期的高危患者。

181 为什么部分 AECOPD 患者需要抗流感病毒治疗？

流感病毒感染可诱发 AECOPD 发作，有研究表明流行性感冒高发季节 AECOPD 的发病也随之增多。存在细菌和病毒混合感染的 AECOPD 患者病情更重，住院时间明显延长。因此，对于出现流感症状（发热、肌肉酸痛、全身乏力和呼吸道感染）时间少于 2 天、并且正处于流感暴发时期的高危患者，需进行抗流感病毒治疗。

182　细菌负荷学说在 COPD 治疗中的作用如何？

细菌负荷阈值理论认为，AECOPD 的发生大多是由于气道内细菌引起炎症过程的结果。气道内长期存在最低的细菌负荷，气道局部炎性反应超过一定阈值时，即出现临床 COPD 急性加重的症状。不同患者 AECOPD 发作的临床阈值各异。近年来有研究表明，COPD 反复加重并非周期性细菌负荷增加，而是细菌抗原结构发生改变，引起机体发生免疫炎性反应的结果。气道内感染新的菌株增加了 AECOPD 发生的危险性，但并非所有新的菌株均引起 AECOPD，只有细菌具备一定毒性，引起局部足够的炎性反应，或新的病原体逃避宿主免疫反应，达到呼吸道症状阈值时才引起 COPD 加重症状。

"细菌负荷"机制是发生 AECOPD 的重要环节之一，在临床中如何最大限度降低气道内细菌负荷，减少 COPD 急性加重的频率是临床上所面临的一个重大课题。因此，在 COPD 的治疗——尤其是抗菌治疗中，除关注患者的短期疗效之外，还要求尽量将细菌负荷降低到最低水平，以减少 COPD 患者未来急性加重的风险。

183　为什么 AECOPD 患者需要兼顾曲霉菌感染治疗？

COPD 是侵袭性肺曲霉菌病（IPA）的高危人群。COPD 患者对侵袭性真菌感染的易患性可能缘于以下原因：①长期或短期反复应用激素治疗，造成免疫抑制；②频繁住院和抗生素治疗,导致患者暴露于经过选择的真菌病原体;③基础肺疾病引起肺部结构改变;④曲霉菌定植;⑤环境中曲霉菌负荷过高;⑥合并酗酒、糖尿病或营养不良。COPD 合并 IPA 预后差,早期诊断和早期治疗是改善预后的唯一方法。临床疑诊是早期治疗的根本。有意识地将 IPA 作为重症 COPD 患者的鉴别诊断之一,早期疑诊,并尽早完善气管镜和 CT 检查、兼顾曲霉菌感染治疗十分必要。

184 AECOPD 使用抗生素有哪些注意事项?

抗生素初始治疗后需同时关注患者的短期疗效及长期疗效。同时,长期应用广谱抗菌药和糖皮质激素易继发深部真菌感染,应密切观察真菌感染的临床征象并采用防治真菌感染措施。对初始经验治疗反应不佳的患者,应积极寻找治疗无效的非感染因素,重新评价可能的病原体,更换抗菌药物,使之能覆盖铜绿假单胞菌、耐药肺炎链球菌和非发酵菌,或根据微生物学检测结果使用对症的抗生素。

185 气道黏液高分泌对 COPD 患者急性加重有何影响?

COPD 患者气道可产生大量黏液分泌物,可促使继发感染,同时影响气道通畅。

186 乙酰半胱氨酸在 COPD 患者治疗中的作用如何?

2015 年版 GOLD 指南中新增一篇发表于 2014 年 *Lancet* 文献,明确提出对于 GOLD Ⅱ 级的 COPD 患者,大剂量乙酰半胱氨酸可明显降低 COPD 急性加重频率。

187 COPD 患者如何合理选择化痰药物方案及药物机制是什么？

对于有些痰液黏稠的患者,祛痰药可能会有一定作用,但仍有争议。因此,目前对于 COPD 患者不推荐常规应用祛痰药。乙酰半胱氨酸、羧甲司坦等祛痰药,具有抗氧化效应,可能减少反复急性加重患者急性加重风险。

188 为什么羧甲司坦能减少 COPD 急性加重？

COPD 患者气道黏液高分泌是导致急性加重风险增高的重要原因,羧甲司坦可调节支气管腺体分泌,使低黏度的唾液黏蛋白分泌增加,高黏度的岩藻黏蛋白产生减少,从而降低痰液的黏稠性,更容易咳出。COPD 患者氧化应激反应增加,羧甲司坦分子结构中含有巯基,具有抗氧化特性,可减少氧化应激损伤。

189 如何看待糖皮质激素在 COPD 患者治疗中的作用？

AECOPD 住院患者宜在应用支气管扩张药的基础上,可加用糖皮质激素口服或静脉治疗以加快患者恢复,并改善肺功能（FEV_1）和低氧血症,还能减少早期复发,降低治疗失败率,缩短住院时间。对于稳定期、FEV_1<60% 预计值的 COPD 患者,规律使用吸入型糖皮质激素可以改善症状、肺功能、生活质量并减少急性加重。

190 稳定期 COPD 患者维持治疗,吸入激素撤除是否可行？

吸入激素撤除可能导致部分 COPD 患者发生急性加重。同时 WISDOM 研究表明,在重度、极重度的 COPD 患者,经过 3 个月以上逐渐激素减量撤除,并不会增加急性加重风险,但肺功能下降明显。后续分析显示,对于有急性加重病史的重度至极重度 COPD 患者,基线血 EOS 水平较高的患者,即血 EOS 分类计数 4%或以上、或者绝对计数 300/μl 或以上,在撤除 ICS 后,即使维持 LABA/LAMA 二联治疗,急性加重风险仍显著升高。

191 如何制订个体化的吸入激素治疗方案?

对于重度、极重度及规律应用足量长效支气管扩张药仍频繁急性加重的 COPD 患者,建议长期联合使用吸入型糖皮质激素。但不建议长期单药吸入或口服激素治疗。长期激素治疗(包括吸入激素)可能增加肺炎、骨折等风险,因此,应严格把握其适应证。

192 如何选择常见吸入型糖皮质激素?

常见吸入型激素包括布地奈德、氟替卡松、倍氯米松等。一般不推荐长期单药吸入高剂量激素。干粉吸入布地奈德 200～400mg/d 为低剂量,400～800mg/d 为中剂量,>800mg/d 为高剂量;干粉吸入氟替卡松 100～250mg/d 为低剂量,250～500mg/d 为中剂量,>500mg/d 为高剂量。雾化吸入 8mg 布地奈德相当静脉使用 40mg 甲泼尼龙。临床上药物及装置的选择需要结合患者一般情况(包括症状及实验室检查等客观评估)、喜好及接受程度的实际情况综合判断。有研究显示,吸入氟替卡松沙美特罗肺炎发生率高于布地奈德福莫特罗。

193 什么是 WISDOM 研究?有什么意义?

既往研究显示,长效支气管扩张药是 COPD 治疗的重要药物,LAMA＋LABA 的治疗优于单药治疗,但目前在重度、极重度 COPD 患者长期规律 ICS 治疗的必要性及获益尚不清楚。Helgo Magunssen 等进行的 WISDOM 研究是一项为期 12 个月的双盲、平行对照、多中心研究,共纳入 2485 例有急性加重病史的重度和极重度 COPD 患者,经历一个洗脱期后,患者进入 6 周的导入期,期间所有患者进行三联治疗:噻托溴铵(18μg,1 次/日)+沙美特罗(50μg,2 次/日)+丙酸氟替卡松(500μg,2 次/日)。导入期结束后,患者随机分为两组:维持导入期三联治疗方案,或者逐步 ICS 减量至完全撤除。研究的主要终点是到首次发生中或重度急性加重的时间。研究结果发现,在重度、极重度的 COPD 患者,逐渐激素减量至完全撤除,虽然并不会增加急性加重风险,但肺功能下降。本研究再次证实了部分患者 COPD 可以逐渐减量并撤除 ICS。

194 COPD 患者长期吸入糖皮质激素有何优缺点?

对于 FEV_1<60% 预计值的 COPD 患者,规律使用吸入型糖皮质激素可以改善症状、肺功能、生活质量并减少急性加重。但长期吸入激素亦有其不良反应,包括增加肺炎、口腔真菌感染、声嘶及骨折风险。

195 AECOPD 患者全身激素的使用指征是什么?

对于 COPD 急性加重期患者,可考虑使用全身糖皮质激素(口服泼尼松更为推荐),可改善肺功能(FEV_1)和低氧血症,还能减少早期复发,降低治疗失败率,缩短住院时间。

196 AECOPD 全身激素初始剂量选择、使用疗程及减量原则是怎样的?

口服泼尼松 30~40mg/d,使用 10~14 天,也可以先静脉给予甲泼尼龙 40mg/d,3~5 天改为口服,延长糖皮质激素用药疗程并不能增加疗效,反而会增加不良反应风险。

197 AECOPD 全身激素使用多少天为宜？

目前尚无确切数据表明 AECOPD 患者全身激素最佳治疗疗程，2016 GOLD 指南推荐泼尼松 40mg/d 应用 5 天。

198 利尿药使用在 COPD 合并右侧心力衰竭患者有何注意事项？

利尿药适用于顽固性右侧心力衰竭、明显水肿及合并急性左侧心力衰竭的患者。一般选用缓慢或中速利尿药。不建议在 COPD 合并有心力衰竭患者大剂量使用快速利尿药：①避免大剂量利尿导致有效循环血量的进一步下降；②大剂量利尿可能导致血液浓缩，痰液黏稠不易咳出；③大剂量利尿可能导致低钾低氯碱中毒，导致外周氧解离困难，抑制呼吸中枢，加重缺氧、呼吸困难。

199 AECOPD 患者是否需要使用抗凝血治疗？

COPD 是深静脉血栓及肺栓塞的重要危险因素，在住院的 AECOPD 患者中尤为突出。在临床上 AECOPD 合并肺栓塞早期识别和诊断较为困难，一旦延误往往严重，病死率高。AECOPD 患者并发肺栓塞的发生率高达 24.7%，而未经治疗的肺栓塞病死率近 30%。低血压和（或）高流量吸氧后 PaO_2 不能升至 60mmHg 以上常提示肺栓塞可能。肺动脉 CT 血管造影（CTPA）是诊断肺栓塞的主要手段，D-二聚体检测阴性有助于除外肺栓塞，如果发现深静脉血栓形成，则无须再行肺血管造影。对于卧床、红细胞增多症（HCT＞0.55）或脱水的 COPD 患者，无论是否有血栓栓塞疾病病史，均需考虑使用肝素或低分子肝素抗凝血治疗。

200　呼吸兴奋药在 AECOPD 患者有何使用指征？

目前 AECOPD 患者发生呼吸衰竭时不推荐常规使用呼吸兴奋药，只有在无条件使用或不建议使用无创通气时，可考虑使用呼吸兴奋药，但需要注意呼吸肌疲劳导致患者呼吸困难加重。

201　细菌溶解产物在 COPD 中有什么作用？

细菌溶解产物可用于预防呼吸道感染及 COPD 急性发作，可作为急性呼吸道感染治疗的合并用药。

202　卡介菌多糖核酸注射液有何作用？

商品名为斯奇康，能够通过调节机体内的细胞及体液免疫来增强机体免疫功能，同时通过稳定肥大细胞、减少脱颗粒细胞释放活性物质及具有抗乙酰胆碱所致的支气管痉挛作用，达到抗变态反应及平喘作用。用法：肌内注射，每次 1ml，每周 2～3 次，3 个月为 1 个疗程。可作为规律应用一线治疗药物基础上的合并用药。

203　胸腺肽在 COPD 治疗中有何意义？

胸腺肽可以作用于 T 淋巴细胞，促进成熟，参与免疫系统与神经内分泌系统间相互作用，具有调节和增强人体细胞免疫功能作用。COPD 患者往往伴有不同程度细胞免疫功能下降，胸腺肽可以促进淋巴细胞生成，调节 T 淋巴细胞亚群比例，改善细胞免疫功能，提高机体免疫力，从而增强患者抗呼吸道感染能力，作为合并辅助用药在预防 COPD 急性加重方面具有一定意义。

204 匹多莫德在 COPD 治疗中有何意义？

匹多莫德是一种人工合成高纯二肽,目前作为免疫调节药物在临床应用。可以调节 NK 细胞、单核细胞、中性粒细胞活性,同时可以促进淋巴细胞增殖,促进 IL-2 及干扰素生成,调节免疫功能,可以减少 COPD 患者急性发作次数,改善生活质量。在大鼠COPD 模型中,匹多莫德可以改善小气道重构,但在人体内尚缺乏有效论证。

第四节　家庭护理及氧疗

205 COPD 患者家庭护理有哪些应注意的常见问题？

COPD 患者稳定期维持病情稳定,提高生活质量是该病的防治工作重点,与日常家庭社区护理工作密切相关。综合的家庭护理措施包括:控制危险因素,全身体育锻炼增强体质,呼吸功能训练,长期家庭氧疗,加强营养支持,改善焦虑或抑郁情绪,树立正确的用药观念。在家庭中自觉或在家属帮助下坚持贯彻以上护理措施,能最大限度地稳定病情,改善肺功能,提高日常活动能力,提高生活质量,减少急性加重住院率。

206 社区(家庭)日常需要注意哪些问题可有效减少 COPD 急性加重？

(1)应该加强教育及管理,包括教育督促患者戒烟,使患者了解 COPD 的病理生理及临床基础知识,掌握一般和某些特殊的管理方法,学会自我控制病情的技巧,如腹式呼吸与缩唇呼吸锻炼等,了解前往医院就诊的时机,社区医师同时加强定期随访管理

（戒烟状况、药物使用、症状评估、详细记录既往急性加重史、合并症的治疗情况）。

（2）教育患者提高治疗依从性，包括按医嘱规律吸入药物、长期家庭氧疗等。

（3）改善生活环境，避免吸入粉尘、烟雾及有害气体或颗粒。

（4）注意尽量避免出入人群复杂的场所，注意预防感冒，避免增加感染机会。

（5）适当进行康复锻炼，包括呼吸生理治疗（帮助患者咳嗽、使患者放松并学会相关呼吸技巧以克服急性呼吸困难等措施等）、肌肉训练（步行、爬楼梯、踏车等）。

207 COPD 患者日常饮食应注意什么？

适当的营养支持，达到理想体重，避免高糖类（碳水化合物）摄入和高热量饮食，以免产生过多二氧化碳。

208 COPD 患者长期氧疗的目的是什么？

长期氧疗（15 小时/天）对于慢性呼吸衰竭伴随严重低氧血症患者可提高生活质量和生存率，对血流动力学、运动能力、肺生理和精神状态都会产生有益的影响。

209 COPD 患者长期家庭氧疗指征是什么？

（1）PaO_2 7.3kPa（55mmHg）或 SaO_2 88%，在连续 3 周内确认 2 次是否伴有高碳酸血症。

（2）或者 PaO_2 在 7.3kPa（55mmHg）和 8.0kPa（60mmHg）之间，或者 SaO_2 为 88%。如果有证据显示肺动脉高压、外周性水肿提示充血性心力衰竭或红细胞增多症（血细胞比容＞55%）。

210　COPD 患者长期氧疗的原则是什么？

病情稳定的患者，3 周内测量两次静息 PaO_2 或 PaO_2 饱和度，达到标准可以考虑长期使用氧疗。

211　COPD 患者长期氧疗有何注意事项？

①避免吸入氧浓度过高导致的二氧化碳潴留。②如患者乘坐飞机，最好使 PaO_2 维持在 6.7kPa（50mmHg），中重度低氧血症患者在海平面水平需要使用鼻导管 3L/min 或文丘里面罩 31% 来补充氧气。静息 PaO_2（海平面水平）9.3kPa（70mmHg）在飞行中不需要额外补充氧气。但强调尽管静息 PaO_2（海平面）9.3kPa（70mmHg），但在飞行中也可能发生严重的低氧血症。需要注意任何影响氧-组织交换的疾病（心肌损害、贫血）。

212　不同氧疗方式有何优缺点？

氧疗是 AECOPD 患者的基础治疗。给氧途径包括鼻导管和文丘里（Venturi）面罩。文丘里面罩（高流量装置）与鼻导管比较，可以提供较为准确的氧流量和控制氧气的释放，但是耐受性较差。鼻导管给氧时，估算吸入氧浓度公式为：$FiO_2 = 21 + 4 \times$ 氧流量（L/min）。

213　如何清洗家庭氧疗仪？

家庭氧疗仪的清洗包括外壳、湿化瓶、吸氧管和过滤网的清洗。

一般家用制氧机湿化瓶中的蒸馏水或者冷开水应每天更换，湿化瓶每周清洗 1 次，先用清洁剂冲洗，再用清水冲洗干净，以保证氧气的质量。清洗湿化瓶时，应注意清洗干净瓶内配装的芯管及其底端的滤芯,以保证氧气畅通。吸氧管应每 3 天清洗 1 次,吸氧管上鼻吸头每次使用后都应清洗,可用 5% 的高锰酸钾溶液浸泡 5 分钟后用清水洗干净,或用医用乙醇擦拭。建议吸氧管使用每 2 个月更换 1 次。需要注意的是吸氧管内应保持干燥,不能有水滴。过滤网先用清洁剂清洗,然后用清水冲洗干净,必须待干透后,再安装于机器上。

第五节　无创机械通气

214　无创机械通气的定义是什么?

无创机械通气(non-invasive positive pressure ventilation, NPPV 或 NIPPV)是指无须建立人工气道(如气管插管等)的正压机械通气方法,包括双水平正压通气(bi-level positive airway pressure,BiPAP)和持续气道内正压(continuous positive airway pressure,CPAP)等多种气道内正压通气模式。

215　COPD 无创机械通气治疗现状如何?

NPPV(无创正压通气)在 AECOPD 中的应用已经有近 20 年的历史。多项随机对照试验(RCT)及荟萃分析均显示,与常规治疗相比,NPPV 用于 AECOPD 的成功率可达到 80%~85%。绝大多数临床研究显示,有效的 NPPV 治疗可降低 COPD 合并呼吸衰竭患者住院病死率,缩短住院时间;NPPV 减少了气管插管或气管切开的使用,从而减少人工气道的并发症。在有创通气应用有困难时,可尝试 NPPV 治疗;在撤机过程中,NPPV 可以作为一种“桥梁”或“降低强度”的辅助通气方法,有助于成功撤机。因此,NPPV 作为一种短时或间歇的辅助通气方法扩展了机械通气的应用领域,随着 NPPV 技术的进步和临床研究的进展,形成了有创与无创通气相互密切配合的机械通气新时代,提高了 AE-COPD 救治的成功率。但实际应用中仍存在比较多的问题,如应用指征不一致、缺乏规范的操作程序及如何提高疗效和依存性等问题。如何在 AECOPD 中选择合适的患者接受 NPPV 治疗,以避免过度应用或在不适合的患者中应用,临床上仍然缺乏统一的标准。建立规范的实际操作程序对提高依从性、临床疗效、减少不良反应和并发症具有重要的影响。

 216 COPD 无创机械通气的临床意义是什么?

有效的 NPPV 治疗可在短时间内(通常为 1～2 小时)改善通气和气体交换,降低 $PaCO_2$,减轻呼吸困难和稳定生命体征;长时间(数天至数周)应用可降低气管插管率,缩短住院时间和降低住院病死率。在撤机过程中,NPPV 可以作为一种"桥梁"或"降低强度"的辅助通气方法,有助于成功撤机。

217 COPD 无创机械通气的适应证有哪些?

目前哪些 COPD 患者合适使用 NPPV 尚无统一标准,需根据 COPD 患者的严重程度、基础疾病、意识状态、感染的严重程度、是否存在多器官功能障碍及多个因素综合考虑。COPD 患者应用 NPPV 的指征如下。

(1)疾病的诊断和病情的可逆性评价适合使用 NPPV。

(2)有需要辅助通气的指标:①中至重度的呼吸困难,表现为呼吸急促(COPD 患者的呼吸频率>24 次/分,充血性心力衰竭患者的呼吸频率>30 次/分),动用辅助呼吸肌或胸腹矛盾运动;②血气异常[$pH<7.35$,$PaCO_2>45mmHg$($1mmHg=0.133kPa$),或氧合指数<200mmHg(氧合指数:动脉血氧分压/吸入氧浓度)]。

(3)排除有应用 NPPV 禁忌证。

218　COPD 无创机械通气的禁忌证有哪些?

当存在 NPPV 应用的禁忌证时,其治疗的失败率高或增加患者死亡的风险。NPPV 的禁忌证可以分为绝对禁忌证和相对禁忌证。NPPV 的禁忌证主要基于多项 RCT 所采用的排除标准来制订。气道保护能力和自主呼吸能力较差及无法应用面罩的患者均为 NPPV 禁忌证,包括:①误吸危险性高及气道保护能力差,如昏迷、呕吐、气道分泌物多且排除障碍等;②心搏或呼吸停止;③面部、颈部和口咽腔创伤、烧伤、畸形或近期手术;④上呼吸道梗阻等。

219　COPD 无创机械通气的相对禁忌证有哪些?

NPPV 相对禁忌证:①无法配合 NPPV 者,如紧张、不合作或精神病、神志不清者;②严重低氧血症;③严重肺外脏器功能不全,如消化道出血、血流动力学不稳定等;④肠梗阻;⑤近期食管及上腹部手术。

220　无创机械通气应用于 AECOPD 的基本条件有哪些?

NPPV 并非对所有的 AECOPD 患者都适用,不恰当地应用 NPPV 会延误 IPPV 的时机,因此,患者应具备行 NPPV 的一些基本条件,主要有:①合作能力,意识基本清楚,依从性好,有一定的配合和理解能力;②气道保护能力,分泌物少或自主咳嗽、咳痰能力较强;③血流动力学稳定或仅需较少量的血管活性药物维持。

221　无创机械通气的基本操作流程是怎样的?

目前多数的操作流程是经验的总结或专家意见,研究的依据不多。不同的学者和不同的学会推荐的操作流程也有一定的差异。常用的操作流程如下。①患者的评估:适应证和禁忌证;②选择治疗场所和监护的强度;③患者的教育;④患者的体位:常用半卧位(30°～45°);⑤选择和试佩戴合适的连接器;⑥选择呼吸机;⑦开动呼吸机、参数的初始化和连接患者;⑧逐渐增加辅助通气的压力和潮气量(适应过程);⑨密切的监护(漏气、咳痰等);⑩治疗1～4小时后评估疗效;⑪决定治疗的时间和疗程;⑫监控和防治并发症和不良反应;⑬辅助治疗(湿化、雾化等)。

222　常用无创呼吸机使用方法有哪些?

①物品准备与治疗场所选择:物品需准备多个不同类型连接器(鼻罩或口鼻面罩),无创呼吸机,多功能监护仪(可测脉氧饱和及可行电除颤),抢救药品,抢救设备(气管插管等)。地点可选ICU,急诊科或普通病房。②患者评估:患者的一般情况,生命体征,全身状况,相关的体格检查(胸部肺、口、鼻等),注意适应证和禁忌证。③患者教育。④体位:常用半卧位(30°～45°)。⑤选择和试佩戴合适的连接器:连接方法有鼻罩、口鼻面罩、全面罩、鼻囊管及接口器等。⑥选择呼吸机:根据呼吸机的性能和要求选用。⑦参数选择:开动呼吸机、参数的初始化和连接患者,逐渐增加辅助通气的压力和潮气量(适应过程)。具体方法:调整 IPAP 10cmH$_2$O,EPAP 0cmH$_2$O 经 1～2 小时患者适应后固定面罩。或 CPAP 4～5cmH$_2$O 或低压力水平吸气压;6～8cmH$_2$O、呼气压;4cmH$_2$O 开始,经过 2～20 分钟逐渐增加到合适的治疗水平。根据患者病情变化随时调整通气参数,最终以达到缓解气促、减慢呼吸频率、增加潮气量和改善动脉血气为目标。⑧密切的监护(漏气、咳痰等):常规监测包括临床监测、通气参数监测和生理学指标的监测。基本监测应该包括:生命体征、气促程度、呼吸频率、呼吸音、血氧饱和度、心电图、潮气量、通气频率、吸气压力和呼气压力及定期的动脉血气分析检测。所有患者在 NPPV 治疗

1～2 小时后应对临床病情及血气分析再次进行评估,后续的监测频率取决于病情的变化情况。⑨疗效判断。

223 常用无创呼吸机起始治疗评估判断标准有哪些?

①临床表现:气促改善、辅助呼吸肌运动减轻和反常呼吸消失、呼吸频率减慢、血氧饱和度增加及心率改善等。②血气分析标准:$PaCO_2$、pH 和 PaO_2 改善。最终评估指标通常为气管插管率和病死率。③治疗时间和疗程与基础疾病的性质和严重程度有关。AECOPD 的治疗时间每次 3～6 小时,每天 1～3 次。肺炎导致低氧性呼吸衰竭和急性肺损伤(ALI)的治疗倾向于持续的治疗。急性呼吸衰竭治疗 3～7 天。慢性呼吸衰竭治疗>4 小时/日,2 个月后进行疗效评价,如果有效可长期应用。④并发症和不良反应:NPPV 的常见不良反应为口咽干燥、罩压迫皮肤损伤、恐惧(幽闭症)、胃气胀、误吸、漏气、排痰障碍及睡眠性上气道阻塞等。尽管发生率不高且轻微,但应注意观察和及时防治,有利于提高 NPPV 的临床疗效。⑤辅助治疗 NPPV 时不常规应用加温湿化,据患者情况和气候环境选用。加温湿化的优点是可温化、湿化管路的气体,稀释气道分泌物,促进分泌物的排出,同时提高患者舒适度和耐受性;缺点是管道内出现冷凝水,可改变通气环路的顺应性及阻力,影响吸气和呼气触发的功能。

224 如何选择合适的呼吸机进行无创机械通气?

完善监测与报警功能的大型多功能呼吸机及专用无创呼吸机均可用于 NPPV。BiPAP 呼吸机是近年临床应用最为广泛的机型,其特点是具有漏气补偿、流速触发、轻巧便携、使用简便、患者耐受和依从性好。BiPAP 呼吸机可在吸气相提供压力支持(PSV),呼气相时提供较低的呼气压(EPAP)。改善通气和换气功能,降低呼吸肌功耗,缓解呼吸疲劳,提高 PaO_2 和降低 $PaCO_2$。吸气时 PSV 提供较高吸气正压,可以帮助患者克服呼吸道阻力和增加肺泡通气量,减少无效腔气量,改善肺通气/血流比值。呼气时提供一个较低的 EPAP,相当于 PEEP 的作用,可以对抗内源性 PEEP 减少呼吸功耗,有利于萎陷的支气管和肺泡扩张,保证足够的氧吸入,改善换气和氧合,使肺泡内二氧化碳有效排出,从而提高 PaO_2,降低 $PaCO_2$,使呼吸频率和心率减慢,呼吸困难减轻。缺点是:可提供的通气模式与可调节的通气参数少,多数不能直接调节吸入氧浓度、监测报警较差和单管连接时潜在的重复呼吸。

225 COPD 无创机械通气治疗前如何进行患者教育?

与插管通气不同,NPPV 需要患者的合作和强调患者的舒适感,对患者的教育可以消除恐惧,争取配合,提高依从性,也有利于提高患者的应急能力。在紧急情况下(如咳嗽、咳痰或呕吐时)患者能够迅速拆除连接,提高安全性。教育的内容包括:讲述治疗的作用和目的(缓解症状、帮助康复);连接和拆除的方法;讲解在治疗过程中可能会出现的各种感觉,帮助患者正确区分和客观评价所出现的症状;NPPV 治理过程中可能出现的问题及相应措施,如鼻/面罩可能使面部有不适感,使用鼻罩时要闭口呼吸及注意咳痰和减少漏气等;指导患者有规律地放松呼吸,以便与呼吸机协调;鼓励主动排痰和指导吐痰的方法;嘱咐患者(或家人)有不适时及时通知医务人员等。

226 如何选择合适的面罩?

临床工作中,使用无创通气给予患者通气时,不正确的面罩会降低患者对呼吸机的依从性。为了提高患者使用无创的成功率,为患者选择适合脸形和大小的面罩对于减少漏气、增加患者的舒适度和提高依从性具有十分重要的意义。如果患者配合不好，或牙齿脱落、两腮深陷，或张口呼吸，应选用口鼻面罩甚至全面罩。口鼻面罩的优点是允许患者经口或经鼻呼吸，避免了经口的漏气。缺点是阻碍语言交流，限制经口进食，不利于痰液引流，增加无效腔量，常见幽闭恐惧症。对二氧化碳有潴留的患者应将面罩上的小孔打开，可冲洗面罩内气体以减少重复呼吸。有些个别情况需要额外氧气吸入时，可将氧气管连接在面罩上以提高吸入氧浓度。

227　无创呼吸机如何与患者连接？

无创呼吸机与患者的连接方法有鼻罩、口鼻面罩、全面罩、鼻囊管、接口器等，目前以鼻罩和面罩最常用。选择合适的鼻/面罩是 NPPV 成功的重要因素之一。有 $20\%\sim30\%$ 的 NPPV 失败患者因面罩不合适引起的人机不协调所致。在 Medline 搜索相关研究显示，急性呼吸衰竭治疗中口鼻面罩的应用最多，占 70%，鼻罩占 25%，鼻囊管占 5%，其他的连接方法（如头罩、接口器等）较少用。理想面罩的基本要求是密封性好、舒适、重复呼吸无效腔低和安全。鼻罩的优点是无效腔较小，患者的耐受性良好，可以减少幽闭恐惧症，出现呕吐误吸概率小，可以随时排痰或进食，尤其适合于牙完好的患者。其缺点是患者张口呼吸时影响辅助通气效果和容易经口漏气。面罩的优点是允许患者经口或经鼻呼吸，避免了经口的漏气，可给予较高的吸气压力，且对患者合作的要求低。缺点是阻碍语言交流，限制经口进食，妨碍吐痰，增加无效腔通气量（导致二氧化碳重复呼吸）和幽闭恐惧症更多见。研究报道 NPPV 治疗时面罩改善通气和血气的效果优于鼻罩。需要注意的是不同的厂家、不同的设计及不同型号的罩有明显的差异。罩的固定方法也对效果（尤其是漏气）有显著的影响。需要掌握每一个罩的特点，利用其长处，而避免其缺点。近年来推出的多层硅胶密封垫鼻罩和面罩，其密封性和舒适性均有显著的提高。对于二氧化碳潴留明显的患者,双流向面罩有利于降低 $PaCO_2$。根据患者个体脸型定做的面罩可改善密封性和患者舒适性。

228 COPD 无创机械通气常用模式有哪些及如何规范选择?

多种通气模式均有应用于 NPPV 的报道,但双水平气道内正压(BiPAP)和持续气道内正压(CPAP)是最为常用的两种通气模式,是近年来多数报道采用的辅助通气模式。CPAP 能提供一个气性支架来保持上气道开放,在整个呼吸时相都保持一定的气道支持压力,允许患者在一定的气道支持压力上进行自主呼吸。CPAP 能增加功能残气量(FRC),开放萎陷的肺泡;降低左心室跨壁压,从而增加心排血量。BiPAP 模式时呼吸机根据设定的参数是在每次潮气呼吸情况下给予患者吸气相和呼气相不同水平的气道正压,以确保有效的吸气支持和维持呼气相肺的有效氧合,在呼吸过程中压力是可变的,环路中气流由传感器感受并校正到预设水平,吸气和呼气周期的压力切换由患者的呼吸触发或预设参数触发。对于Ⅱ型呼吸衰竭,目前最常用的模式是 BiPAP;而对于Ⅰ型呼吸衰竭,CPAP 和 BiPAP 均有较多的应用。英国胸科学会的指南中,建议首先尝试 CPAP,如果效果不理想则改为 BiPAP。近期也有应用一些新的通气模式,如压力调节容量控制(PRVC)、比例辅助通气(proportional assisted ventilation)等应用于 NPPV 的报道。这些通气模式其在 NPPV 中的临床作用有待进一步的系统研究。

229 什么是 S 模式? 用于哪些患者?

双水平气道内正压(BiPAP)主要有 3 种工作模式:S 模式(同步)、T 模式(机控)和 S/T 模式,以 S 模式为最常用。S 模式,即自主呼吸模式患者有自主呼吸或能自主触发呼吸机送气,呼吸机仅提供 IPAP 和 EPAP,患者自主控制呼吸频率和吸呼比/吸气时间,相当于 PSV＋PEEP/CPAP。S 模式使患者的自主呼吸与呼吸机相配合,同步性能较好,通气过程感觉舒适,能控制呼吸的全过程。患者对二氧化碳分压($PaCO_2$)和酸碱平衡的控制较好。平均气道压力较低。由于 S 模式潮气量是多变的,因而不能确保适当的肺泡通气。如 COPD 使肺顺应性降低或气道阻力增加时,潮气量则下降。用于自主呼吸良好的患者/阻塞性睡眠呼吸暂停低通气综合征(OSAHS)。

230　什么是 ST 模式? 用于哪些患者?

ST 模式即自主呼吸与时间控制自动切换模式。当患者的呼吸周期小于后备通气频率对应的周期时,为 S 模式;当患者的呼吸周期大于后备通气频率时,为 T 模式自动切换点,后备通气频率对应的周期如:BPM＝12 次/分,呼吸周期＝60 秒/12＝5 秒,则呼吸机等待 5 秒,如患者在 5 秒内能触发呼吸机,呼吸机则为 S 工作模式,相反为 T 模式,相当于 PSV＋PEEP/CPAP＋PCV/C。ST 模式时呼吸机的设定是按照 S 模式,总潮气量由患者自主呼吸潮气量和呼吸机潮气量构成,一旦患者呼吸停止或微弱则患者自主呼吸潮气量消失,仅有呼吸机潮气量,总潮气量不足。此时应及时转为 T 模式重新设定呼吸机参数。ST 模式时的 T 模式主要是在患者呼吸停止或微弱时提供一定的后备通气以避免患者立即发生严重窒息。ST 模式时 T 模式的频率最好不要设得太高,一般设为 10～12 次/分,以低于患者的呼吸频率为佳。ST 模式使用最普遍,用于各种患者。

231　什么是 CPAP 模式? 用于哪些患者?

CPAP 即持续气道正压通气。患者有自主呼吸,呼吸机在吸气相和呼气相均提供一个相同的压力,帮助患者打开气道。患者需要完成全部的呼吸功,其生理作用等于 PEEP(同时要结合应用其他的通气模式)。CPAP 本身并不是一种通气模式,因为它并没有形成一定的吸呼压力差,所以也就不具备辅助通气的能力。主要用于 OSAHS 患者。

232 COPD 无创正压通气有哪些常用参数、意义及调节?

关于通气参数的设定,目前通常采用"患者可以耐受的最高吸气压法"也就是说,CPAP 的压力或 NPPV 的吸气压力从低压开始,在 20～30 分钟逐渐增加压力,根据患者的感觉能够耐受的最高压力。采用此法调节后,常用的通气参数如下。

潮气量:6～12ml/kg。

呼吸频率:16～30 次/分。

吸气流量:自动调节或递减型,峰值:40～60L/min(排除漏气量后)。

吸气时间:0.8～1.2 秒。

吸气压力:10～25cmH$_2$O。

呼气压力(PEEP):依患者情况而定(常用 4～5cmH$_2$O,Ⅰ型呼吸衰竭时需要增加)。

持续气道内正压(CPAP):6～10cmH$_2$O。

233 COPD 无创机械通气初始化参数如何设置?怎样进行适应化调节?

如何为患者设定个体化的合理治疗参数十分重要。压力和潮气量过低导致治疗失败,但过高也将导致漏气和不耐受的可能性增加。一般采取适应性调节方式:呼气相压力(EPAP)从 2～4cmH$_2$O 开始,逐渐上调压力水平,以尽量保证患者每一次吸气动作都能触发呼吸机送气;吸气相压力(IPAP)从 4～8cmH$_2$O 开始,待患者耐受后再逐渐上调,直至达到满意的通气水平,或患者可能耐受的最高通气支持水平。

234 COPD 无创机械通气治疗过程中如何监测？

密切监测是判断疗效、调节合理的参数及发现不良反应和问题的重要措施，是提高患者的耐受性和疗效的重要因素，也是避免因 NPPV 治疗无效而延误气管插管的重要环节。实际监测内容可根据实施 NPPV 场所、导致呼吸衰竭的疾病、是否适合应用 NPPV 和是否有其他并发症等决定。常规的监测包括临床监测、通气参数监测和生理学指标监测。基本的监测应该包括：生命体征、气促程度、呼吸频率、呼吸音、血氧饱和度、心电图、潮气量、通气频率、吸气压力和呼气压力及定期的动脉血气分析检测。所有患者在 NPPV 治疗 1~2 小时后应对临床病情及血气分析再次进行评估，后续的监测频率取决于病情的变化情况。

235 COPD 无创机械通气常见不良反应有哪些？

NPPV 的常见不良反应有口咽干燥、罩压迫和鼻梁皮肤损伤、恐惧（幽闭症）、胃气胀、误吸、漏气、排痰障碍、睡眠性上气道阻塞等。

236 如何防止 COPD 无创正压通气引起的口咽干燥？

口咽干燥：多见于使用鼻罩又有经口漏气时，寒冷季节尤为明显。避免漏气（能够明显降低通过口咽部的气流量）和间歇饮水通常能够缓解症状。严重者可使用加温湿化器。然而，由于水蒸气冷凝的作用，会有较多的水在罩和管道内沉积；也有患者诉闷热不适。因此应该根据每个患者的具体情况和环境因素而选用。

237 如何防止 COPD 无创正压通气引起的罩压迫和鼻梁皮肤损伤？

罩压迫和鼻梁皮肤损伤：罩对患者面部有一定的压迫是难以避免的。过分的长时间的压迫可造成患者明显的不适，甚至鼻梁皮肤的损伤，使患者无法耐受。在 NPPV 通气之初在鼻梁贴保护膜可以减少鼻梁皮肤损伤的风险；选用合适形状和大小的罩、摆好位置和调整合适的固定张力、间歇松开罩，让患者休息或轮换使用不同类型的罩（避免同一部位长时间的压迫），均有利于减少压迫感和避免皮损。使用额垫可以减少鼻梁的压力，也能减少罩的上下滑动。

238 如何防治 COPD 无创正压通气引起的胃气胀？

主要是由于反复的吞气或者上气道内的压力超过食管贲门括约肌的张力，使气体直接进入胃。昏迷和一般状态差的患者贲门括约肌的张力降低，容易有胃气胀。防治的方法是在保证疗效的前提下避免吸气压力过高（$<25\mathrm{cmH_2O}$）。有明显胃气胀者，可留置胃管持续开放或负压引流。

239 如何防治 COPD 无创正压通气引起的误吸？

口咽部分泌物、反流的胃内容物或呕吐物的误吸可以造成吸入性肺炎和窒息。尽管发生率较低，但后果严重。所以应该避免在反流、误吸可能性高的患者中使用 NPPV。在 NPPV 治疗时，应避免饱餐后使用，适当的头高位或半坐卧位和应用促进胃动力的药物，有利于较少发生误吸的危险性。

240 如何防治 COPD 无创正压通气引起的 排痰障碍？

由于没有人工气道，排痰主要依靠患者的咳嗽。咳嗽排痰能力较差的患者，由于痰液阻塞而影响 NPPV 的疗效，也不利于感染的控制。建议在 NPPV 治疗期间鼓励患者间歇主动咳嗽排痰，必要时经鼻导管吸痰（清除口咽部分泌物和刺激咳嗽）或用纤维支气管镜吸痰后再进行 NPPV 治疗。

241 如何防治 COPD 无创正压通气引起的 漏气？

漏气可以导致触发困难、人机不同步和气流过大等，使患者感觉不舒服和影响治疗效果，是 NPPV 的常见问题。国外文献报道，其发生率可达 20％～25％。日常临床实践中的发生率可能更高，甚至有学者认为漏气几乎发生于所有的接受 NPPV 治疗者，只是程度和是否得到及时纠正不同而已。密切监护，经常检查是否存在漏气并及时调整罩的位置和固定带的张力，用鼻罩时使用下颌托协助口腔的封闭，可以使多数的患者避免明显的漏气。

242 如何防治 COPD 无创正压通气引起的 不耐受？

患者感觉 NPPV 治疗过程导致不适，无法耐受治疗。其原因众多，可能与连接方法、人机同步、通气模式与参数、患者的不适应和基础疾病等因素有关。对于多数的患者，只要认真寻找不耐受的原因，给予及时的改进，经过 1～2 天调整和适应后，多数可接受 NPPV 治疗。

243 如何防治 COPD 无创正压通气引起的 恐惧（幽闭症）？

部分患者对戴罩，尤其是全面罩有恐惧心理，导致紧张或不接受 NPPV 治疗。合适的教育和解释通常能减轻或消除恐惧。观察其他患者成功地应用 NPPV 治疗,有利于提高患者的信心和接受性。

244 如何防治 COPD 无创正压通气引起的睡眠性上气道阻塞?

由于睡眠时上气道肌肉松弛,有可能出现类似阻塞性睡眠呼吸暂停——低通气的表现,使送气时间明显缩短,潮气量下降,影响疗效。甚至有部分患者入睡后因上气道阻塞而憋醒。建议对患者入睡后的呼吸情况进行观察。如果有上气道阻塞的表现者,可采用侧卧位、增加 PEEP 水平(清醒后需要下调至基础的水平)的方法。

245 如何判断 COPD 无创机械通气疗效?

NPPV 属于呼吸支持治疗,而不是病因治疗。其疗效受到基础疾病是否得到控制等众多因素的影响,因此,判断应该从 2 个层面进行评估。

(1)起始治疗时的评估:起始治疗后 1~2 小时可评价 NPPV 是否起到辅助通气的效果,使呼吸衰竭的临床和生理学指标改善。观察临床和动脉血气分析的变化来判断。判断标准如下。①临床表现:气促改善、辅助呼吸肌动用减轻和反常呼吸消失、呼吸频率减慢、血氧饱和度增加、心率改善等;②血气标准:$PaCO_2$、pH 和 PaO_2 改善。

(2)最终治疗效果的评估:最终评估指标通常为气管插管率和病死率。

246 COPD 无创机械通气治疗失败的常见原因有哪些?

COPD 无创机械通气治疗失败原因众多,常见原因有:①适应证掌握不准确;②连接方法不合适;③人机不同步;④通气模式和参数设定不合理;⑤罩和管道的重复呼吸;⑥患者咳嗽反射微弱或气道分泌物过多等原因导致的气道阻塞;⑦无创机械通气治疗中漏气;⑧基础疾病严重程度增加等。

247 如何判断 COPD 无创正压通气治疗失败?

如果出现下列指征,提示 NPPV 治疗失败,应该及时气管插管,以免延误救治时机。

(1)神志不清或烦躁不安。

(2)不能清除分泌物。

(3)无法耐受连接方法。

(4)血流动力学不稳定。

(5)氧合功能恶化。

(6)CO_2 潴留加重。

(7)治疗 $1 \sim 4$ 小时后如无改善〔$PaCO_2$ 无改善或加重、出现严重的呼吸性酸中毒(pH$<$7.20)或严重的低氧血症($FiO_2 \geqslant 0.5$ 条件下,$PaO_2 \leqslant$8kPa 或 OI$<$120mmHg)〕。

248 什么是无创正压通气不耐受?

无创正压通气不耐受:是指患者感觉 NPPV 治疗过程导致不适,无法耐受治疗。

249 无创正压通气不耐受常见原因是什么? 如何处理?

其原因众多,可能与连接方法、人机是否同步、通气模式与参数、患者的不适应和基础疾病等因素有关。处理上主要从下列因素考虑。①选择合适的连接方法:通常建议备用多种连接方法,让患者试戴后,选择适合每个个体的连接方法。新型罩比较强调舒适性,患者容易接受。多数患者对鼻罩的耐受性较好,而对接口器、鼻囊管的耐受性较差。②正确操作次序和逐渐适应过程:不正确的操作次序是造成不耐受的常见原因之一。③人机的同步性:人机不同步造成呼吸对抗,使呼吸困难加重,无法坚持治疗。常见的原因有不能触发吸气、漏气、通气模式和参数设置不合理等。采用同步触发性能较好的呼吸机(如:流量触发、容量触发、流量自动追踪等)、合理使用 PEEP、经常检查有无漏气和应用同步性能较好的模式〔如:PSV,压力调节容积控制通气(PRVCV)等〕有利于改善人机同步性。对于呼吸明显增快的患者(呼吸频率>30 次/分时),有时较难达到理想的人机同步。可以先用手控同步或用简易人工呼吸气囊辅助呼吸,使患者的呼吸频率和呼吸费力情况改善后,再连接呼吸机,有利于达到理想的同步性。④严密监护:通过监护,可以及时发现问题,寻找引起患者不适和不耐受的原因,及时处理,可以明显提高耐受性。⑤患者的心理和经济因素:由于佩戴罩进行呼吸,部分患者心理上不接受;也有考虑经济负担的原因不愿接受治疗。对于多数患者,只要认真寻找不耐受的原因,给予及时的改进,经过 1~2 天调整和适应后,多数可接受 NPPV 治疗。

250 COPD 无创机械通气的治疗时间如何选择?

目前尚没有明确的标准,也与基础疾病的性质和严重程度有关。与有创通气不同,即使是在治疗的急性阶段,NPPV 也不是强制性或持续性的,患者可以暂时停止 NPPV 治疗而接受其他治疗,例如雾化吸入或进食。现有的临床研究报道中,NPPV 在初始 24 小时内实施的时间(4~20h/d)及整个 NPPV 治疗疗程的变化很大。AECOPD 的治疗时间为每次 3~6 小时,每天 1~3 次。疗程方面,多数文献报道急性呼吸衰竭治疗 3~7 天。慢性呼吸衰竭治疗>4h/d,2 个月后做疗效评价。如果有效者,可以长期应用。

251 COPD 无创机械通气如何规范撤除？

关于 NPPV 的撤离，目前主要依据患者临床症状及病情是否稳定改善。撤除的方法有：①逐渐降低压力支持水平；②逐渐减少通气时间（先减少昼间通气时间，再减少夜间通气时间）；③以上两者联合使用。

第六节　其　他

252 如何评价戒烟对于 COPD 患者的重要性？

吸烟是 COPD 最重要的环境危险因素。吸烟者肺功能异常率较高，FEV_1 年下降率增快，被动吸烟者也可能导致呼吸道症状及 COPD 的发生。COPD 发病及进展与长期烟草等有害气体、颗粒造成的肺部及气道的炎性反应增加相关。戒烟是影响 COPD 自然病程的重要手段。无论 COPD 严重程度如何，戒烟都是最为必要的。

253 常用的戒烟方案有哪些？

包括教育及督促，应用尼古丁替代物、相关戒烟药物等。

254 可考虑的戒烟药物治疗方案有哪些？

（1）尼古丁替代物：尼古丁口香糖、吸入剂、喷鼻剂、贴剂、舌下含片等，其相对于安慰剂更有效，可提高长期戒烟率，需要告知患者恰当的使用方式以保证效果。

（2）其他药物方案：伐伦克林、安非他酮、去甲替林等作为联合戒烟方案可以提高长期戒烟率，但不建议单独使用。可乐定因其不良反应而限制了其使用。

255 临床（社区）医师如何有效帮助患者戒烟？

Ask：每位患者、每次随访均应详细询问并记录吸烟情况；Advise：应用个体化方法，清晰、强烈要求戒烟；Assess：评估患者戒烟意愿；Assist：帮助患者戒烟，包括制订戒烟计划、提供可操作的戒烟方案、帮助患者获得治疗相关社会帮助、提供相关药物及戒烟治疗建议等；Arrange：加强定期随访，制订随访计划，可通过面对面或电话沟通方式进行。

256 接种疫苗有什么不良反应？

①流感疫苗：一般流感灭活疫苗（TIV）是安全的，注射部位可出现暂时性局部反应（>1/100），其他的有发热、不适、肌痛等，但在成年人中少见，妊娠期 TIV 接种尚未发现明显不良反应；有关流感减毒活疫苗（TAIV）在≥60 岁成年人中安全性研究表明，接种后 11 天内 TAIV 接种者发生鼻塞、流涕、咳嗽、咽痛、头痛、肌痛、乏力和食欲缺乏等症状较安慰剂受者常见，但严重不良反应发生率相似；②肺炎球菌疫苗：PCV 在所有目标人群中（包括免疫功能低下者）安全性良好，除外极罕见变态反应外，目前使用 PCV 并无禁忌证，但建议急性发热感染患者应推迟接种 PCV，PPV 从严重速发不良反应和长期潜在不良反应而言都是安全的。

257 COPD 患者是否可考虑规律接种疫苗？

COPD 患者是否规律接种疫苗，应结合当地政策、疫苗的可获得性及患者经济能力等实际情况综合决定。流感疫苗可减少

COPD 患者下呼吸道感染等严重疾病发病率及病死率。

258　COPD 患者的合理疫苗接种方案有哪些？

流感疫苗有灭活疫苗和减毒活疫苗,应根据每年预测的流感病毒种类制备,可每年接种 1 次(秋季)或者 2 次(秋、冬季);肺炎球菌疫苗含有 23 种肺炎球菌荚膜多糖,对于年龄大于 65 岁或有明显合并症的 COPD 患者,建议接种肺炎球菌疫苗。

259　COPD 患者是否需要接种肺炎疫苗？

对于年龄大于 65 岁或有明显合并症的 COPD 患者,建议接种肺炎球菌疫苗。同时,研究表明,肺炎球菌疫苗可能减少 65 岁以下同时 $FEV_1 < 40\%$ 预计值的 COPD 患者社区获得性肺炎发生率。

260　肺炎疫苗需要每年加种吗？

参考中国成年人社区获得性肺炎(CAP)诊断治疗指南 2016 年版及 2014 美国免疫实践咨询委员会(ACIP)建议,肺炎疫苗分肺炎链球菌多糖疫苗(PPV)和肺炎链球菌结合疫苗(PCV)。① PPV23:建议肌内或皮下注射 1 剂,通常不建议在免疫功能正常者中开展复种,但在年龄<65 岁并伴有慢性肾衰竭、肾病综合征、功能或器质性无脾及免疫功能受损者中开展复种,2 剂间至少间隔 5 年,首次接种年龄≥65 岁者无需复种;②PCV:我国尚未上市,未接种肺炎疫苗年龄≥65 岁的成年人,应接种 1 剂 PCV13,并在 6～12 个月后接种 1 剂 PPV23,之前接种过 1 剂或多剂 PCV23 且年龄≥65 岁的成年人,距离最近 1 剂 PPV23 接种≥1 年后应该接种 1 剂 PCV13,65 岁前曾接种 PPV23 的成年人,应该在 65 岁之后(距离上次接种至少 1 年后)接种 PCV13,在至少 6～

12 个月后可重复接种 PPV23,但两剂 PPV23 间隔要≥5 年。

261 为什么 23 价肺炎疫苗优于其他肺炎疫苗?

参考 2012 WHO 文件,23 价肺炎链球菌多糖疫苗(PPV23)覆盖了 23 种最常见的肺炎球菌血清型,同时包括常见耐药肺炎球菌血清型,具有相对良好的免疫保护作用,可有效预防侵袭性肺炎链球菌感染。目前研究一致显示,PPV23 在健康成年人中对侵袭性肺炎链球菌病(IPD)和全因肺炎具有保护作用,在老年患者中对 IPD 也有一定程度的保护作用。

262 为什么肺炎疫苗和流感疫苗同时接种效果更佳?

COPD 急性加重可由多种原因导致,最常见的是气道、支气管感染,主要为病毒、细菌感染。明确证据表明,几乎 50% AECOPD 患者合并上呼吸道病毒感染,常见病毒为鼻病毒、呼吸道合胞病毒和流感病毒,40%～60% AECOPD 患者从痰液中可以分离出细菌,最常见的有流感嗜血杆菌、肺炎链球菌和卡他莫拉杆菌,约 25% AECOPD 住院患者存在病毒和细菌混合感染,且这类患者病情较重,住院时间明显延长。有效预防感染,可减少 COPD 患者急性加重,同时联合应用肺炎球菌疫苗和流感疫苗可降低老年患者病死率。

第3章　支气管哮喘

第一节　诊断与鉴别诊断

263　哮喘诊断的主要标准是什么？

①存在可变的呼吸道症状，如喘息、呼吸困难，常与环境因素，如过敏原、冷空气刺激有关，症状可自行缓解。②存在可变的气流受限，在支气管激发试验、支气管舒张试验前后或随访过程中出现明显的肺功能变化，达到 FEV_1 增加＞12％，且 FEV_1 绝对值增加＞200ml 的标准。③除外其他疾病所引起的喘息、气急、胸闷和咳嗽。

264　哮喘诊断的主要评价指标有哪些？

①症状：主要包括咳嗽、气喘、呼吸困难、胸闷等。②肺功能：通气功能指标主要为 FEV_1 和 PEF。FEV_1 和 PEF 是判断哮喘气道阻塞及严重程度的最常用指标。③呼出气一氧化氮（FeNO）：FeNO 测定可以作为评估过敏性气道炎症的有效指标。美国胸科学会推荐 FeNO 的正常参考值：健康儿童5～20ppb，成年人4～25ppb。多数哮喘患者 FeNO 值高于正常范围，也提示对糖皮质激素治疗反应性良好。④痰嗜酸性粒细胞：通过评估痰细胞分类从而判断气道炎症类型。临床上主要分为4种炎症表型：嗜酸性

粒细胞性哮喘(嗜酸性粒细胞＞2.5％)、中性粒细胞性哮喘(中性粒细胞＞61％)、少粒细胞性哮喘(嗜酸性粒细胞＜2.5％,中性粒细胞＜61％)和混合粒细胞性哮喘(嗜酸性粒细胞＞2.5％,中性粒细胞＞61％)。诱导痰嗜酸性粒细胞计数也是评估糖皮质激素治疗反应性的敏感指标之一。⑤外周血嗜酸性粒细胞计数:外周血嗜酸性粒细胞计数增高＞3％,提示为嗜酸性粒细胞增高为主的哮喘炎症表型。⑥呼出气冷凝液(EBC)生物标志:EBC 收集方法简单、无创,然而目前采集方法及分子检测技术尚未规范。EBC 主要检测指标有:pH、H_2O_2、NO、白三烯、异前列腺素及细胞因子等。

265 如何理解哮喘的"表型"和"内因型"?

哮喘是一种异质性特别突出的疾病,在不同的个体或同一个体的不同时间,哮喘的临床表现、严重程度及对治疗的反应性差异可能很大。这种不均一性通常被称为"表型",是一个有机体实际观察到的特性,其实质是患者遗传基因与环境因素相互作用的结果。哮喘的异质性更多体现在重症哮喘上,许多重症哮喘患者出现频繁的和(或)严重的急性加重,存在较差的肺功能和治疗反应性,可伴有特应性或过敏及不同程度的气道炎症。2009 版全球哮喘防治倡议(GINA)首次将"表型"的定义引入,并提出基于表型的分类有助于指导治疗及判断预后。

内因型是基于独特的发病机制的疾病亚型,是疾病个体化治疗的基础。2008 年,澳大利亚学者 Anderson 首次提出通过分子机制或治疗反应,从功能学和病理学上来定义疾病亚型,并提出哮喘内在表型(endo-phenotype)的概念,简称为内因型(endo-type)。

早在 2006 年 Wenzel SE 就提出了哮喘表型分类,在 2013 年再次完善。归纳为 5 类:早发过敏型、嗜酸性粒细胞型、运动诱导型、肥胖型、寡粒细胞型。2008 年,Haldar P 等通过 K-均值聚类分析法多元数学模型得出 5 个不同的表型:良性哮喘、早发性特应性哮喘、早发性症状为主型哮喘、肥胖性非嗜酸性粒细胞哮喘及炎症为主型哮喘。2010 年 Moore WC 等也采用 K-均值聚类法证实具有明显特点的临床表型:轻度特应性哮喘、轻-中度特应性哮喘、迟发非特应性哮喘、重度特应性哮喘及重度固定气流受限型哮喘。

近年来哮喘表型已深入到哮喘炎症表型和分子表型。2009 年 Woodruff PG 采用微芯片技术区分出气道 Th2 高表达和低表达两个哮喘亚型。2012 年 Wenzel SE 提出 Th2 相关基因突变越多,哮喘病情越严重,并据此区分"高"或"低"Th2 哮喘表型。2014 年 Peters MC 发现,通过检测痰细胞 IL-4、IL-5 及 IL-13 等基因表达可以区分 Th2"高"或"低"表型。

2015 年 GINA 归纳出 5 种哮喘表型,该分类方法相对稳定,对哮喘精准治疗具有一定的指导作用。包括:①过敏性哮喘,是最易于识别的哮喘表型;②非过敏性哮喘,这类患者对吸入激素治疗反应较差;③迟发型哮喘,往往是非过敏性,通常需要高剂量吸入激素治疗;④固定气流受限型哮喘,多由于长期慢性炎症、气道重塑等导致;⑤肥胖型哮喘。

哮喘表型的研究仍在不断进展,然而,由于不同研究所纳入的人群、参数及侧重点不同,归纳出的哮喘表型和分类并不一样,目前尚无统一的标准。随着研究的深入,未来将以表型为基础的个体化精准治疗替代当前以哮喘控制水平为基础的治疗模式。

266 影响哮喘"内因型"的环境因素主要有哪些?

主要包括:①气源性过敏原,主要包括各种花粉、尘螨、屋尘、宠物毛屑及真菌等。流行病学调查表明,约 90% 的哮喘患者对气源性过敏原有不同程度的致敏。②真菌,属于常见气源性过敏原之一。英国学者 Dening 首次提出真菌相关的哮喘亚型——真菌致敏的严重哮喘（SAFS）。Lottvall J 等提出的内因型分类中，将变应性支气管肺曲菌病（ABPA）认定为一种独立的哮喘内因型。③微生物组，环境中微生物与哮喘发病密切相关。最为熟知的是"卫生假说"，该学说提出过敏性疾病发病率的增加，缘于幼年时感染率的降低。多项研究报道，哮喘患者存在气道微生物群结构与构成的失调，表现为：变形菌门的增加（尤其是嗜血杆菌）及拟杆菌的减少（尤其是普雷沃菌科）。微生物组的紊乱与气道高反应、糖皮质激素抵抗有关。④职业环境暴露。数据显示 5%～25% 的哮喘患者发病与工作环境相关。这种由工作环境中吸入性致喘物诱发的哮喘或导致的哮喘加重称为工作相关性哮喘（WRA）。⑤大气污染与可吸入性颗粒物（PM）。大气污染与哮喘发病率及症状加重密切相关。证实可加重或诱发哮喘的大气污染物主要包括臭氧、二氧化硫、二氧化氮及可吸入性 PM。可吸入性 PM 即可吸入到下呼吸道的 PM，是城市空气污染物的主要成分之一，近年来特别受到关注，主要包括 $PM_{2.5}$（空气动力学直径 $\leqslant 2.5\mu m$ 的颗粒物）和 PM_{10}。$PM_{2.5}$ 可进入整个呼吸道，尤其小气道和肺泡，还可透过肺泡毛细血管膜进入血循环。

267 哮喘的诊断可以完全依靠病史，而不需要做肺功能检查吗？

尽管临床根据反复易变的咳嗽、气促及胸闷等典型临床症状，经抗哮喘治疗后症状好转或控制，可以初步判断哮喘。然而，无论是典型哮喘还是不典型哮喘的诊断，都需要做肺功能检查明确是否同时具备可变气流受限客观检查中的任何一条，并除外其他疾病所引起的喘息、气急、胸闷和咳嗽，方可诊断为哮喘。

268 可变的呼吸道症状指什么？

主要指喘息、气急、胸闷或咳嗽等症状，在不同时间、不同环境下容易改变的特点，症状的多少及强弱常与接触过敏原、冷空

气、物理和化学性刺激及上呼吸道感染、运动等有关,可自行缓解
或经治疗后缓解。

269 肺功能检查是确诊支气管哮喘的必要条件吗?

是的。肺功能是确诊支气管哮喘的必要条件,主要是指可变
气流受限的客观检查。

270 什么是可变的气流受限?

可变的气流受限主要达到如下条件之一:① 支气管舒张试验
阳性(吸入支气管扩张药后,FEV_1 增加>12%,且 FEV_1 绝对值增
加>200ml);②支气管激发试验阳性;③ 呼气流量峰值(PEF)平
均每日昼夜变异率>10%,或 PEF 周变异率>20%;④ 控制性药
物治疗 4 周后肺功能改变较治疗前 FEV_1 增加>12%,且 FEV_1 绝
对值增加>200ml,或 PEF 增加>20%。PEF 平均每日昼夜变异
率=至少连续 7 天每日 PEF 昼夜变异率之和/7。PEF 周变异率
=(2 周内最高 PEF 值-最低 PEF 值)/〔(2 周内最高 PEF 值+
最低 PEF)×1/2〕×100%。

271 支气管激发试验是诊断哮喘的金标准吗?为什么?

支气管激发试验是诊断哮喘的重要条件,阴性一般可排除哮
喘,但临床也有部分患者支气管激发试验未能达到阳性标准,按
哮喘治疗仍然有效,因此在诊断上支气管激发试验不作为哮喘诊
断的金标准,阳性只作为可变性气流受限的一个标准。同时需注
意,支气管激发试验阳性并不一定就是哮喘。因为许多其他疾
病,如变应性鼻炎、慢性支气管炎、病毒性上呼吸道感染及长期吸
烟、接触臭氧等也可能出现气道高反应性,表现为支气管激发试
验阳性,所以要结合患者的临床症状、体征和治疗反应综合判断。

272 支气管激发试验中,如何根据累积激发剂量判断哮喘患者低、中、高敏? 该结果有何临床意义?

支气管激发试验中,累积激发剂量越低哮喘患者越高敏,下表是累积激发剂量和哮喘分级对照,临床上可以用来初步判断哮喘严重程度。

分级	组胺	醋甲胆碱	
	PD_{20}-FEV_1 [μmol(mg)]	PD_{20}-FEV_1 [μmol(mg)]	PC_{20}-FEV_1 (mg/ml)
重度	<0.1 (0.03)	<0.17 (0.033)	<0.1
中度	0.1~0.8 (0.03~0.25)	0.18~1.4 (0.034~0.272)	0.1~4.0
轻度	0.9~3.2 (0.29~1.03)	1.5~5.4 (0.284~1.115)	4.0~16
可疑或极轻度	3.3~7.8 (1.07~2.535)	5.5~12.8 (1.126~2.504)	
正常	>7.8 (>2.535)	>12.8 (>2.504)	>16

273 如临床不能开展支气管激发试验,如何进行哮喘诊断?

可以做其他可变气流受限的客观检查,如支气管舒张试验阳性;或者 PEF 平均每日昼夜变异率>10%,或 PEF 周变异率>20%;或者使用哮喘控制性药物治疗 4 周后肺功能改变显著都可以诊断哮喘。英国国家优化卫生与保健研究所(NICE)指南推荐成年人及 16 岁以上青少年考虑诊断哮喘时,可进行 FeNO 测试。如 FeNO≥40ppb 可视为结果阳性,属于支持性诊断。有研究报道 FeNO>32ppb,可以预测支气管激发试验阳性。其实临床上有一部分支气管激发试验阴性的哮喘患者,FeNO 水平明显增高的患者。目前认为 FeNO 诊断的阳性预测意义大,阴性不能除外哮喘。总之,哮喘的诊断需要结合病史、肺功能及其他客观检查(如 FENO、痰细胞分类)。

274 支气管舒张试验在哮喘具有何种地位?如何评价?

对疑似哮喘患者,若其基础肺功能呈中度以上的阻塞(FEV_1<70%预计值)时,一般不宜做支气管激发试验,可通过支气管舒张试验来证实哮喘。若用药后 FEV_1 或者 FVC 变化率较用药前增加 12%以上,且 FEV_1 绝对值增加 200ml 以上,则判断支气管舒张试验为阳性。在治疗过程中评估,如支气管舒张试验阳性,往往提示哮喘用药不足。如治疗 3~6 个月后仍然存在气流阻塞,支气管舒张试验阴性,提示患者存在持续性气流受限,则需考虑是否同时合并 COPD 的可能。因此,支气管舒张试验在哮喘诊断及治疗评估中发挥重要作用。

275 如患者有哮喘样症状,而支气管激发试验或支气管舒张试验阴性,但使用吸入激素药治疗后症状明显缓解,可以诊断为哮喘吗?

患者症状典型,即使支气管激发试验或支气管舒张试验阴性也可以考虑诊断哮喘,治疗后症状明显缓解应该复查肺功能,因为可变气流受限的证据也包括使用哮喘控制性药物,如吸入型糖皮质激素(ICS)治疗 4 周后肺功能改变较治疗前 FEV_1 增加>

12%,且 FEV_1 绝对值增加>200ml;或 PEF 增加>20%。

276 支气管哮喘患者支气管舒张试验可以阴性吗？拟诊哮喘的患者支气管舒张试验阴性下一步该如何处理？

支气管哮喘患者有时会出现支气管舒张试验阴性,当出现这种情况时并不表示支气管狭窄程度一定是不可逆或对支气管扩张药治疗无效,且一次阴性结果不能除外气道的可逆性欠佳,需仔细分析,同时需考虑是否有药物使用等因素的影响,必要时重复检查。有时初诊疑似哮喘患者,存在明显的气流阻塞,支气管舒张试验阴性,此时需诊断性治疗,可以使用哮喘控制性药物,包括吸入或口服糖皮质激素联合或不联合长效 β_2 受体激动药、白三烯拮抗药(LTRA)治疗 1～4 周后复查肺功能的改变。

277 PEF 在哮喘中如何使用和评估？

PEF 是哮喘可变气流受限的客观检查之一,也可作为哮喘急性发作时病情严重程度分级标准:在使用支气管扩张药后,若 PEF≥80% 正常预计值或个人最佳值为轻度;PEF 处于60%～79% 正常预计值或个人最佳值为中度;PEF<60% 正常预计值或个人最佳值或<100L/min 或支气管扩张药作用持续时间<2 小时为重度。

278 哮喘患者监测病情采用 PEF 日变异率还是周变异率？

哮喘患者监测病情可以采用 PEF 平均每日昼夜变异率>10%,或者 PEF 周变异率>20%。建议 PEF 平均每日昼夜变异率＝至少连续 7 天每日 PEF 昼夜变异率之和/7,PEF 周变异率＝(2 周内最高 PEF 值－最低 PEF 值)/〔(2 周内最高 PEF 值＋最低 PEF)×1/2〕×100%。

279 哮喘气道炎症水平评估有哪些方法?

哮喘气道炎症评估主要方法包括有创检查:如支气管黏膜活检、支气管肺泡灌洗,有创检查不适合作为临床常规检查使用,不适合随访患者中的使用。

无创气道炎症检查:诱导痰细胞检查是重要的无创炎症检测指标之一,国内已经有规范的操作程序,可以判断哮喘气道炎症类型和炎症的强度。临床上主要分为 4 种炎症表型:嗜酸性粒细胞性哮喘(嗜酸性粒细胞>2.5%)、中性粒细胞性哮喘(中性粒细胞>61%)、少粒细胞性哮喘(嗜酸性粒细胞<2.5%,中性粒细胞<61%)和混合粒细胞性哮喘(嗜酸性粒细胞>2.5%,中性粒细胞>61%)。

FeNO 直接反映气道炎症水平;根据美国胸科协会(ATS)指南,可区分低水平 FeNO≤25ppb(成年人)、≤20ppb(儿童),中水平 FeNO 为 25~50ppb(成年人)、20~35ppb(儿童)和高水平 FeNO≥50ppb(成年人)、≥35ppb(儿童)。

支气管激发试验反映气道反应性,可间接评估气道炎症控制水平。

280 诱导痰细胞分类在哮喘的临床选择及推广中有何意义?

诱导痰细胞分类是最直接反映气道炎症类型的指标。在哮喘诊断与鉴别诊断,治疗反应性判断、升降级治疗及预后判断均具有重要价值。

过敏性哮喘患者痰液中嗜酸性粒细胞较正常人显著增高,与急性发作和气道反应性有关,糖皮质激素治疗后可使之降低,但完全停用激素有可能增加急性发作的风险,激素减量时痰嗜酸性粒细胞计数增高可预测症状失控的风险。

可根据诱导痰嗜酸性粒细胞调整 ICS 或 ICS/LABA 升降级

治疗,这种策略有助于减少急性发作和(或)减少 ICS 剂量。

中性粒细胞在重症哮喘(特别是非嗜酸性粒细胞性哮喘)气道炎症发病过程中扮演重要角色。中性粒细胞哮喘和混合粒细胞哮喘多提示疾病更严重,更不易控制。

281 外周血细胞分类在哮喘诊断评估中有何意义?

外周血细胞分类嗜酸性细胞在哮喘的诊断及治疗评估等方面发挥着一定的作用。外周血嗜酸性粒细胞增多>3%,可以预测痰嗜酸性粒细胞增多。糖皮质激素治疗后血嗜酸性粒细胞减少,也可以作为判断消炎治疗是否有效的哮喘炎症指标之一,适合于基层推广使用。不论儿童还是成年人,外周血嗜酸性粒细胞计数与哮喘的严重程度具有一定的相关性,嗜酸性粒细胞越多,疾病越严重。但需考虑过敏及其他引起系统性嗜酸性粒细胞增多等因素的影响。

282 过敏检测的指标临床主要有哪些?

过敏检测的指标主要包括皮肤点刺激试验(skin prick test,SPT)及血清总 IgE 或抗原特异性 IgE 水平。

皮肤点刺激试验是一种体内试验,是将少量高度纯化的致敏原液体(如粉尘螨蛋白,花粉提取液)滴于患者前臂,再用点刺针轻轻刺入皮肤表层。如患者过敏,则会于 15~20 分钟在点刺部位出现红肿块、痒的反应。这提示患者的肥大细胞上有相应的 IgE 抗体,变应原与之结合,诱发肥大细胞活化,脱颗粒并释放以组胺为代表的炎性介质,引起局部血管扩张、渗出增加,最后出现风团和红晕反应。皮肤点刺激试验是目前公认最方便、经济、安全、有效的过敏原诊断方法。

体内抗原特异性 IgE 水平是过敏性哮喘的生物标志。但血清 IgE 不能预测哮喘治疗效果。血清测试方法灵敏度和特异度较高,但检测时间长、费用较高。

283 如何评估哮喘"过敏"状态？

过敏反应又叫变态反应,是指过敏体质患者对 1 种或多种过敏原(如螨虫、花粉、真菌等)产生的不正常反应。哮喘"过敏"状态指某些哮喘患者体内产生了过多的 IgE 抗体,它可以和环境中的过敏原起反应,刺激机体产生、释放过量的炎性介质,继而产生哮喘症状。最为常用的评估方法为皮肤点刺试验,阳性结果判断标准是以变应原及组胺(阳性对照液)所致风团面积比而定其反应级别,无反应或与阴性对照相同者为(一),比值为组胺风团(阳性对照)1/4 以上者为(+),等于或大于阳性对照范围的 1/2 为(++),与阳性对照相等的为(+++),大于阳性对照范围 2 倍者为(++++)。点刺结果呈阳性,说明受试者对尘螨可能过敏,但风团大小与临床症状不呈正相关,因此不能判断过敏的严重程度。

284 哮喘患者是否更容易对青霉素类药物过敏？

一般来讲,多数哮喘患者并不会增加对青霉素类药物过敏的概率,但存在变应原过敏,具有过敏体质的哮喘患者,其青霉素等药物过敏的概率增加,目前尚未见循证医学证据。

285 哮喘有遗传倾向吗？父母患哮喘,子女患哮喘的概率多大？

哮喘具有家族聚集性,许多研究表明哮喘患者后代与非哮喘患者后代相比,哮喘患病率及相关哮喘表型增加。如父母双方均患哮喘,其子代患哮喘概率更高,可达 60%。如父母一方患哮喘,子女患哮喘的可能性约为 20%;此外,如果家庭成员及其亲属患有过敏性疾病,如变应性鼻炎、皮肤过敏或食物、药物过敏等,也会增加后代患哮喘的可能性。但是,并非所有具有家族史的人都会发生哮喘。多种环境因素(如吸入过敏原、感染、吸烟、空气污染等)是哮喘的外因,对其发生和进展也有重要作用。避免或减少各种可能触发哮喘发病的外界因素,也是减少和减轻哮喘发病的重要措施。

286 哮喘最常需要鉴别的疾病主要有哪些?

主要包括支气管内膜结核、肺部肿瘤、心源性哮喘、COPD、哮喘-慢性阻塞性肺疾病重叠综合征(ACOS)及变应性支气管肺曲菌病(ABPA)。

287 如何鉴别心源性哮喘?

主要从病史、体征及实验室检查进行鉴别,心源性哮喘发作时的症状与哮喘相似,但心源性哮喘多有高血压、冠状动脉粥样硬化性心脏病、风湿性心脏病和二尖瓣狭窄等病史和体征。常咳出粉红色泡沫痰,两肺可闻广泛的水泡音和哮鸣音,左心界扩大,心率增快,心尖部可闻奔马律。胸部 X 线检查,可见心脏增大,肺淤血征,心脏 B 超和心功能检查有助于鉴别。若一时难以鉴别可雾化吸入选择性 β_2 肾上腺素能激动药或注射小剂量氨茶碱缓解症状后进一步检查,忌用肾上腺素或吗啡,以免造成危险。

288 如何鉴别上气道阻塞引起的喘息和呼吸困难?

上气道阻塞(UAO)是一种由多种原因引起的上气道气流严重受阻的临床病症。该症以儿童多见,以外源性异物所致者最为常见,其余较常见者有喉运动障碍、感染、肿瘤、创伤及医源性等。临床特征不具特异性,不易与支气管哮喘及 COPD 等疾病相鉴别。按病程可区分为急性和慢性。急性上气道阻塞通常呈现突发性严重呼吸困难,听诊可闻及喘鸣音。以吸气性呼吸困难为主,典型症状时可出现"三凹征"。对于慢性上气道阻塞患者,肺通气功能检查最大呼气流量-容积曲线是诊断上气道阻塞的首选检查方法。流量-容积曲线可表现为典型的吸气相平台样改变,具有诊断价值。另外,积极影像学或鼻咽喉科检查,寻找阻塞及其定位;必要时借助喉镜或纤维支气管镜进行活组织检查,确立病理学诊断。

289　哮喘与 COPD 临床主要鉴别要点有哪些方面?

哮喘多早年发病(通常在儿童期);每日症状变化快;夜间和清晨症状明显;常同时合并变应性鼻炎和(或)湿疹史或哮喘家族史;哮喘发作时多可闻及明显哮鸣音。影像学检查可无特殊发现。病理表现多为以嗜酸性粒细胞炎症为主的慢性炎性反应。

COPD 多为中年发病;常呈进行性加重;具有长期吸烟史;多表现为活动后气促、咳痰、喘息并反复加重;体格检查典型可呈桶状胸,听诊呼吸音常减弱,可闻及干鸣音。影像学可呈慢性支气管炎或肺气肿改变。COPD 不仅损伤气道、肺泡和肺血管,同时还损伤肺外组织,如骨、骨骼肌、心脏及其他器官;其临床表现、病程及对药物的治疗反应等都有很大的个体差异。

290　哮喘与 COPD 肺功能检查有何特点?

哮喘患者在间歇和轻度持续期,肺功能可以完全正常,在中度和重度持续期,肺功能可有轻度或者中度阻塞肺通气功能障碍,可变气流受限检查多为阳性。哮喘患者弥散功能多为正常。

COPD 患者的肺功能一定是异常的,表现为 1 秒率(FEV_1/FVC)<70%,轻度或者中度甚至重度阻塞或者混合性肺通气功能障碍,支气管舒张试验通常为阴性。COPD 患者弥散功能多有不同程度的下降。

291 持续性气流受限型哮喘如何与 COPD 进行鉴别？

持续性气流受限型哮喘也指固定气流受限型哮喘，是哮喘表型中比较特殊的一种类型。这类哮喘患者经过 3～6 个月规范治疗后肺功能检查显示仍然存在持续性气流受限（如一秒率仍低于 0.7）。COPD 肺功能也具有不可逆气流受限，此时主要根据哮喘患者是否有毒物，如烟雾、生物燃料及颗粒物质暴露史、高分辨率 CT（HRCT）判断患者是否存在典型的肺气肿或存在弥散功能下降，判断是否存在 COPD 可能。

292 在有阻塞性通气功能障碍的哮喘患者中如何排除 COPD？

相当比例哮喘患者存在阻塞性通气功能障碍，但经过规范治疗多数哮喘患者肺功能可以恢复正常。COPD 定义为不完全可逆性气流阻塞。只有一部分哮喘患者经过 3～6 个月规范治疗仍然存在阻塞性通气功能障碍。此时需要根据患者是否有吸烟史、有生物燃料等毒性物质暴露史、是否存在肺气肿等鉴别 COPD 可能，这种情况与哮喘患者持续性气流受限排除 COPD 相一致。

293 ACOS 如何定义？

根据最新的 GINA 和 GOLD 定义标准，ACOS 以持续性气流受限为特征，同时伴有许多（超过 3 个）与哮喘和 COPD 相关的临床特点。

294 ACOS 诊断标准有哪些？

目前缺乏 ACOS 诊断的通用标准，ACOS 最初的筛选可以通过临床病史和肺功能检查来实现。主要标准包括：①吸入支气

管扩张药后 FEV_1 升高≥15%或绝对值升高≥400ml；②诱导痰嗜酸性粒细胞升高（计数≥2.5%）；③哮喘病史；④FeNO 水平升高，西班牙标准定义为 50ppb，国内尚缺乏临床数据，结合文献及笔者实验室数据，25～35ppb 具有较高的特异性和敏感性。次要标准：①血清 IgE 升高；②个人特应体质；③支气管舒张试验阳性。如符合 ACOS 定义，同时符合 1 条以上主要标准或 2 条以上次要标准考虑诊断 ACOS。

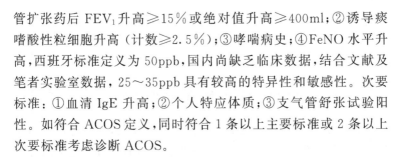

295 **ACOS 流行病学情况如何？其危害程度如何？**

因所选择的诊断标准不一致，国外报道慢性阻塞性肺疾病（COPD）中 ACOS 流行率约 20%。ACOS 随年龄增长而增加，在老年慢性气道疾病患者中，1/2 甚至更多存在 ACOS，超过 40%的 COPD 患者报告曾患有哮喘。一项纵向研究显示，16%的哮喘患者在 21～33 年的随访后发展为不完全可逆的气流受限。国内一项大型研究（$N=59\,935$）发现成年人有 0.61%患有 ACOS；其中哮喘与 COPD 患者中，分别有 30.73%和 18.60%患有 ACOS。

众多证据表明，ACOS 较单一疾病有更快的疾病进程，COPD 患者存在气道高反应性（AHR）与急性加重及死亡率相关，而合并哮喘则导致合并症及卫生资源利用增加。2015 年 Nielsen 等对 11 篇相关文献系统评价后得出，ACOS 患者喘息和呼吸困难较剧，呼吸道相关症状及并发症（如糖尿病等）多且重，急性发作频率高。

但近期 *Chest* 发表西班牙 Cosio 博士一项研究，针对具有明显 COPD 特征的患者队列进行长达 1 年的随访和分析，在该研究所纳入的 831 例 COPD 患者中，有 125 例（15%）符合研究者定义的 ACOS 标准。这些 ACOS 患者主要为男性（占 81.6%）、大部分有轻到中度的疾病症状（67%）且正在接受 ICS（63.2%）治疗。随访 1 年后，两组基线一致前提下，非 ACOS 型 COPD 患的生存率较差。此项研究提示 COPD 患者中符合 ACOS 诊断标准具有更好的预后。因此,ACOS 相比单一疾病危害程度尚须进一步评估。

296 ACOS 肺功能有何特点?

ACOS 肺功能主要表现为持续性气流受限,即经过规范治疗 3~6 个月后,吸入支气管扩张药后 1 秒率(FEV_1/FVC)仍然低于 70%。如考虑 COPD 来源的 ACOS,肺功能可表现为明显可逆性(达支气管舒张试验阳性标准,甚至吸入支气管扩张药后 FEV_1 改善率 ≥15% 或绝对值升高 ≥400ml);如哮喘患者来源的 ACOS,经过规范治疗仍然存在持续性气流受限,此类患者弥散功能多不同程度的下降。

297 临床有哪些易于检测的指标来评估 ACOS?

①临床症状仍然为最主要的评估指标,但哮喘和 COPD 有很多相似的表现。如咳嗽、气急、呼吸困难等。②无创的气道炎症指标,如 FeNO 可能成为临床逐渐推广的指标。但 FeNO 多高具有鉴别意义仍待确定,结合国内外文献报道及课题组数据,FeNO ≥25~35ppb,有助于鉴别 COPD 中 ACOS 的存在。③诱导痰嗜酸性粒细胞及外周血嗜酸性粒细胞增多(>2.5%)有利于 ACOS 的诊断。④支气管舒张试验。COPD 患者支气管舒张试验阳性或强阳性提示 ACOS 的可能性增大。⑤儿童时哮喘病史。COPD 患者存在哮喘病史需考虑 ACOS 的诊断。⑥弥散功能检测有利于从哮喘患者筛选出 ACOS 患者。⑦HRCT 评估肺气肿也可帮助从哮喘患者筛选出 ACOS 患者。

298　ACOS 治疗的原则是什么？药物选择的依据是什么？

联合指南指出，ACOS 应该根据哮喘开始治疗。这主要考虑到，在具有未控制哮喘症状的患者，ICS 具有预防病残甚至死亡的关键作用；这些患者即使看上去是"轻度"的症状，也可能提示存在危及生命的发作的风险。药物选择上推荐以 ICS 联合 LABA 和（或）联合 LAMA 的方案。ACOS 的治疗也应包括指南推荐的其他策略和建议，包括停止吸烟、肺康复、疫苗接种、合并症的治疗。其他药物，如白三烯拮抗药、茶碱类及奥马珠单抗等均有待于临床验证。

主要依据：ACOS 常存在气道 Th2 炎症，可呈现为外周血或气道嗜酸性粒细胞炎症、FeNO 水平增高及特应性等。研究表明诱导痰或外周血嗜酸性粒细胞增多或 FeNO 增高均是 ICS 反应良好的标志。Siva 等证实诱导痰中嗜酸性粒细胞增多（$\geqslant 3\%$）的 COPD 患者较未增多的患者 ICS 治疗可显著减少急性加重。

299　ACOS 与 COPD 病理生理上如何区别？

ACOS 和 COPD 在病理生理上具有很多相似的地方，均表现为持续性气流受限，ACOS 肺功能可逆性变化上更大。两者均可出现气道高反应性。COPD 弥散功能一般均有下降，ACO 弥散功能可下降，但相较 COPD 更轻。ACOS 患者痰中性粒细胞也增多，气道炎症类型及气道重塑可与 COPD 类似，但 ACOS 气道更可能出现嗜酸性粒细胞炎症。COPD 的气道炎症主要影响小气道和肺实质，ACOS 的气道炎症不仅局限于近段支气管，也可侵犯到远段支气管和肺实质。提示 ACOS 具有类似 COPD 但又不完全相同的气道炎性特征。近来有研究证实，ACOS 痰液中中性粒细胞明胶酶相关脂质运载蛋白（NGAL）水平相较单纯 COPD

更高。同时发现两者均可能出现系统性炎性反应,表现为白细胞介素-6(IL-6)、C 反应蛋白(CRP)、肿瘤坏死因子-α（TNF-α）、表面活性蛋白水平上升,血浆可溶性糖基化终产物受体(sRAGE)水平下降。

300 ACOS 与 COPD 临床上如何相鉴别?

主要根据 ACOS 患者存在哮喘的特征性表现进行鉴别。支气管舒张试验阳性或强阳性、FeNO 水平明显增高、诱导痰嗜酸性粒细胞及外周血嗜酸性粒细胞增多、存在特应性等有利于COPD 和 ACOS 鉴别诊断。COPD 患者存在儿童时哮喘病史需考虑 ACOS 的诊断。

第二节　药物治疗

301 糖皮质激素治疗哮喘的主要药理机制是什么?

糖皮质激素能抑制气道炎症的多个环节,可以抑制多种细胞因子、黏附分子和炎性介质的表达及合成,具有强大的拮抗作用和免疫调节的作用。还可以减少微血管渗漏,减轻气道黏膜水肿和充血,抑制气道腺体的分泌和缓解支气管痉挛,降低气道高反应性。糖皮质激素是目前最有效的控制哮喘的药。

302 哮喘患者是否可以长期口服激素?

可以。但必须注意哮喘人群的选择,一般而言,口服激素(OCS)用于中度哮喘发作、慢性持续性哮喘使用大剂量 ICS 联合治疗仍不能控制的患者和作为静脉应用激素治疗后的序贯治疗。同时注意使用剂量和药物选择。一般使用半衰期较短的激素(如泼尼松、泼尼松龙或甲泼尼龙等),推荐采用每天或隔天清晨顿服给药的方式,以减少外源性激素对下丘脑-垂体-肾上腺轴的抑制作用。

303 哮喘患者使用 ICS 是否会增加肺炎的风险?

2015 年 Bansal V 等发表一篇 Meta 分析结果显示,纳入 10 项随机对照试验的 19 098 名受试者中,ICS 使用对肺炎起保护作用,而纳入 4 项观察研究中 44 016 名受试者中 ICS 增加肺炎发生的风险。有证据显示 COPD 患者使用 ICS 会增加肺炎发生的风险,而停用 ICS 可以减少肺炎发生的风险。因此,哮喘患者目前使用 ICS 是否会增加肺炎风险仍有待进一步阐明。

304 β_2 肾上腺素能激动药在治疗哮喘中的药理机制是什么?

β_2 肾上腺素能激动药,简称 β_2 受体激动药,是临床应用较广、种类最多的支气管解痉药,尤其是吸入型可有效缓解哮喘急性症状,是支气管哮喘急性期治疗的首选药物之一。它可选择性激动气道内 β_2 受体,激活腺苷酸环化酶而增加平滑肌细胞内环腺苷酸浓度,进而发挥对气道平滑肌强大的扩张作用;可激活肥大细胞表面的 β_2 受体的作用,抑制肥大细胞释放组胺和白三烯等炎性介质、降低微血管的通透性,缓解哮喘症状;另外,还能刺激气道内交感神经突触上的 β_2 受体,抑制气道内胆碱能神经递质的传递,增加气道黏液纤毛清除能力及促进气道的排痰作用等。

305 哪些 β_2 肾上腺素能激动药可用于缓解哮喘症状?

有些 β_2 受体激动药通过迅速解除支气管痉挛从而缓解哮喘症状,包括短效 β_2 受体激动药(SABA),可供吸入的 SABA 包括气雾剂、干粉剂和溶液等,通常在数分钟内起效,疗效可维持数小时,是缓解轻至中度哮喘急性症状的首选药物。口服 SABA 包括沙丁胺醇、特布他林及丙卡特罗,通常在服药后 15～30 分钟起效,疗效维持 4～8 小时。快速起效的长效 β_2 受体激动药,如福莫特罗,临床可使用含福莫特罗成分的联合制剂,如布地奈德福莫特罗及二丙酸倍氯米松福莫特罗缓解症状。

306 β_2 肾上腺素能激动药是否必须随身携带?

建议随身携带,尤其是哮喘正处于治疗期间,或仍处于未控制阶段的时候。哮喘一旦确诊,尽管经规范治疗,3 年后仍然有约 1/3 的患者存在气道高反应性,因此,在未知过敏原或环境刺激因素作用下,仍有可能出现哮喘急性发作。尤其是考虑中国哮喘患者控制性治疗依从性不高的情况下,更有必要随身携带急救药。

307 是否可以单用 β_2 肾上腺素能激动药控制哮喘?

不能。长期单独使用 LABA 有增加哮喘死亡的风险,因此不能单独使用 LABA 来控制哮喘,必须在 ICS 使用基础上联合使用。

308 抗胆碱能药治疗哮喘的原理是什么,其注意事项有哪些?

抗胆碱能药可阻断节后迷走神经传出,通过降低迷走神经张力而扩张支气管。其扩张支气管的作用比 β_2 受体激动药弱,起效较慢,但长期应用不易产生耐药,对老年人疗效较好。临床主要包括异丙托溴铵(爱全乐)和噻托溴铵。异丙托溴铵对气道平滑肌 M 受体有较高选择性,松弛平滑肌作用较强,对呼吸道腺体和心血管系统的作用较弱,常用于缓解哮喘症状,尤其适用于 β 受体激动药产生肌肉震颤、心动过速而不能耐受此类药物的患者。噻托溴铵为长效、特异性抗胆碱能药,在呼吸道中,其竞争性且可逆性地抑制 M_3 受体,引起平滑肌松弛。此作用呈剂量依赖性,可持续 24 小时以上。有研究报道,噻托溴铵可显著改善过敏原激发引起的气道重塑。

注意事项:①妊娠早期及哺乳期妇女和患有青光眼、前列腺增生、心功能不全、高血压的患者应慎用此类药物。②异丙托溴铵 1 日用量不宜过多,效果不明显应加用其他平喘药。③雾化吸入时避免药物进入眼内。④噻托溴铵不应作为支气管痉挛急性发作的抢救治疗药物,18 岁以下患者不推荐使用。⑤噻托溴铵胶囊应该密封于囊泡中保存,仅在用药时取出,取出后应尽快使用。胶囊仅供吸入,不能口服。⑥噻托溴铵的使用 1 日不得超过 1 次。

309 长效抗胆碱能药物(LAMA)是否可以治疗支气管哮喘?

可以。LAMA 具有一定的支气管扩张和减轻哮喘气道重塑的作用,持续时间超过 24 小时,且 LAMA 与 β_2 受体激动药联合应用具有互补作用,LAMA 是哮喘治疗的重要选择。在 ICS 未控制哮喘患者升级治疗,研究结果显示,ICS 联合 LAMA 可显著改善肺功能,疗效优于两倍 ICS,噻托溴铵与沙美特罗疗效相当;研究也发现,ICS+LABA 的基础上联合 LAMA 使重度急性发作风险下降 21%,可产生具有临床显著意义的肺功能改善,同时不良事件发生与安慰剂相当。目前指南推荐在哮喘 4、5 级治疗上,联合 LAMA 进行哮喘的维持治疗。推荐 LAMA 用于年龄 12 岁以上哮喘患者。

310 哮喘患者是否可以单独使用长效胆碱酯酶抑制药(LAMA)?

哮喘患者不推荐单独使用 LAMA 作为维持治疗方案,哮喘是一种慢性气道炎症性疾病,抗感染治疗是哮喘治疗的主要药物,ICS 联合 LABA 是中至重度哮喘的优先选择,指南推荐第 4、5

级治疗仍然未能控制的哮喘,可考虑增加 LAMA 作为维持治疗方案。

311 吸入糖皮质激素联合支气管扩张药是否会使哮喘患者获益更大?

是。ICS 和 LABA 具有协同的消炎和平喘作用,可获得相当于或优于加倍剂量 ICS 的疗效,并可增加患者的依从性、减少高剂量 ICS 的不良反应,尤其适合于中至重度持续哮喘患者的长期治疗。

312 如何选择布地奈德/福莫特罗、氟替卡松/沙美特罗及二丙酸倍氯米松/福莫特罗? 选择依据是什么?

布地奈德/福莫特罗干粉吸入剂、氟替卡松/沙美特罗干粉吸入剂、二丙酸倍氯米松/福莫特罗气雾剂商品名分别为信必可、舒利迭及启尔畅,3 种均属于 ICS+LABA 联合制剂,适合于中度以上持续哮喘患者的长期维持治疗。其中氟替卡松/沙美特罗为固定剂量治疗方案,1 天 2 次使用,GOAL 研究提示,经过 1 年的联合治疗可使 80% 的未控制哮喘患者达到良好控制。另 2 种因含有福莫特罗成分,除可进行维持治疗,根据病情还可增加给药次数,属于可调节方案,同时因起效快,也可作为哮喘发作时缓解用药。单药维持加缓解策略(SMART)可以显著降低哮喘患者未来急性加重的概率。布地奈德/福莫特罗干粉吸入剂目前有 3 种不同剂型,包括 $320\mu g/9\mu g$、$160\mu g/4.5\mu g$ 和 $80\mu g/4.5\mu g$;氟替卡松/沙美特罗也有 3 种不同剂型,分别为 $500\mu g/50\mu g$、$250\mu g/50\mu g$ 和 $100\mu g/50\mu g$;二丙酸倍氯米松/福莫特罗气雾剂剂型为 $100\mu g/6\mu g$,临床上主要根据病情严重程度进行剂型及剂量的选择。GINA 指南指出,倍氯米松超微颗粒在治疗哮喘时每日最低剂量是 $100\sim200\mu g$,相对布地奈德和氟替卡松等效用量较低,对治疗哮喘小气道功能障碍具有一定的优势。

313　何为 GOAL 研究？对临床有何启示？

GOAL 全称为获得哮喘的最佳控制（gaining optimal asthma control），此研究是全球 326 个中心、44 个国家、5068 例患者入组的大型研究。主要入组标准：成年人及 $\geqslant$ 12 岁的青少年；有哮喘史 $\geqslant$ 6 个月；在基线时哮喘没有得到良好控制；4 周内有 2 周以上哮喘未得到控制；吸烟史 $<$ 10 包/年；FEV_1 可逆性 $\geqslant$ 15%。比较吸入激素/长效 β_2 受体激动药复方制剂氟替卡松沙美特罗（舒利迭）和单独使用吸入激素丙酸氟替卡松（FP）对哮喘控制的影响。主要结果：经过 1 年的治疗，联合制剂组中约 50% 哮喘患者达到 GINA 定义的完全控制，80% 患者可以达到良好控制。氟替卡松沙美特罗相比丙酸氟替卡松，有更多的患者更早、以更低的吸入激素剂量达到哮喘良好控制。结果提示，无论基线水平如何，哮喘达到完全控制是可行的。联合治疗使患者达到完全控制显著多于吸入单一皮质激素，持续治疗能使更多患者达到控制。

314　何为 SMART 策略？对临床有何启示？

SMART 全称为单一吸入药物维持加缓解策略（single inhaler maintenance and reliever therapy）。含福莫特罗的 ICS/LABA 复合制剂可以采用 SMART 策略。有证据表明，在相同剂量的 ICS 基础上联合 LABA，能够更有效地控制症状、改善肺功能、减少急性发作的风险。临床最早是使用布地奈德福莫特罗开展 SMART 研究。由我国学者发起的在亚洲数个国家开展的一项基于布地奈德福莫特罗临床试验（SMARTASIA 研究）也得到类似的结果，中国患者的亚组分析结果相似。SMART 策略中，患者可根据自身症状情况调整用药次数或剂量，也可显著减少未来哮喘急性加重，在中国临床实践过程中，考虑到总的依从性不高、病情更重的情况下，SMART 策略是临床的一种重要的选择。

315 何为 EuroSMART 策略？

EuroSMART 研究 2010 年发表在《欧洲呼吸杂志》。研究覆盖了欧洲 14 个国家的 895 个中心，入选了 8424 例患者；主要评估了布地奈德/福莫特罗不同维持剂量（1 吸 BID＋按需和 2 吸 BID＋按需）的疗效，结果提示临床未控制的患者中，支气管扩张药使用后 PEF＜80％和 PEF≥80％患者相比，布地奈德/福莫特罗 2 吸 BID 可更显著减少哮喘严重发作风险。提示基线 PEF 可作为指导个体化治疗的重要参考，病情越严重，更可能从 EuroSMART 策略获益。

316 白三烯是如何产生的？LTRA 在治疗哮喘中的药理机制是什么？

白三烯（LT）是由花生四烯酸代谢产生具有生物活性的脂肪酸，LTA4 是白三烯生物合成中的主要中间产物，在体内迅速被转化为 LTB4 及 LTC4，LTC4 一旦形成便被转运至细胞外，通过脱谷氨酸形成 LTD4，后脱甘氨酸形成 LTE4。由于 LTC4、LTD4 和 LTE4 均含有半胱氨酸酰残基，故统称为半胱氨酸酰白三烯（CysLTs）。肺、支气管内的半胱氨酰白三烯主要由是嗜酸性粒细胞、中性粒细胞、淋巴细胞、肥大细胞和肺巨噬细胞等合成。CysLTs 是强效的炎性介质，它对人体支气管平滑肌的收缩作用较组胺及血小板活化因子（PAF）强约 1000 倍。CysLTs 通过与白三烯受体结合，产生一系列气道反应，如支气管收缩、黏液分泌增加、血管通透性增加、嗜酸性粒细胞聚集及气道重塑，这种作用贯穿疾病始终。

317 LTRA 治疗哮喘的药理机制是什么？

LTRA 主要包括孟鲁斯特，其他还包括扎鲁司特和普鲁司特,能够选择性抑制气道平滑肌中白三烯的活性,并有效预防和抑制白三烯所导致的血管通透性增加、气道嗜酸性粒细胞浸润及支气管痉挛,减少各种变应原刺激引起的气道炎性介质的释放及气道高反应。研究发现 LTRA 对气道重塑及中性粒细胞炎症也有一定的调节作用。

318 LTRA 可以单独用于治疗哮喘吗?如何认识 LTRA 在哮喘治疗中的地位?

LTRA 是 ICS 之外唯一可单独应用的长期控制性药物,可作为轻-中度哮喘替代治疗药物。尤其对于未掌握吸入技术、对吸入剂依从性较差及由于担心激素不良反应而不愿意接受激素治疗的轻-中度哮喘患者。少数对激素治疗效果不好或者出现 ICS 不良反应的哮喘患者可加用或换用 LTRA。对于 GINA 中的第 3 级治疗,联合使用 LTRA 可降低激素使用的剂量。GINA 中的第 4、5 级治疗方案均推荐应用 LTRA,可减少激素用量,起到协同作用,属于 A 级循证医学证据。

LTRA 尤其适合于运动性哮喘、阿司匹林哮喘及合并变应性鼻炎的哮喘的治疗。

另外,孟鲁司特在 FDA 批准的安全等级为 B 级。同时需认识到,LTRA 在治疗急性哮喘上的疗效尚未阐明,LTRA 尚不推荐用于哮喘急性发作的缓解治疗,也不宜突然代替激素。

由于 LTRA 与激素的作用机制不同,因此,LTRA 可以作为不同严重程度哮喘的一种重要选择,尤其在上述特殊类型哮喘治疗中价值更为显著。

319 大环内酯类抗生素是否可以用来治疗哮喘?

大环内酯类抗生素,如克拉霉素和阿奇霉素等,具有抗菌、免疫调节和潜在的抗病毒性能。但目前临床研究结果存在争议,可能与哮喘异质性、治疗持续时间、药物剂量等因素有关。目前有证据支持对于控制不佳的中性粒细胞性重症哮喘患者,大环内酯类抗生素能够改善病情、减少哮喘急性加重。

320 是否可以单独口服茶碱类药物控制哮喘?

茶碱不仅具有扩张支气管平滑肌及强心、利尿、兴奋呼吸中枢和呼吸肌等作用,还具有一定的消炎作用。但不推荐单独使用口服茶碱类药物控制哮喘。研究证实,小剂量茶碱联合激素治疗哮喘的作用与较高剂量激素疗法具有相似疗效,对吸入 ICS 或 ICS/LABA 仍未控制的哮喘患者,可加用缓释茶碱作为哮喘的维持治疗。

321 使用茶碱治疗哮喘时有哪些注意事项?

茶碱的有效血药浓度和中毒浓度接近,而且影响茶碱代谢的因素较多,个体差异大,应进行血药浓度监测。如同时应用西咪替丁(甲氰米胍)、喹诺酮类或大环内酯类抗生素等可影响茶碱代谢而使其排泄减慢,增加其毒性,引起恶心、呕吐、心律失常、血压下降及多尿等不良反应。

322 哮喘患者使用氨茶碱时出现心律失常如何处理?

静脉滴注氨茶碱过快或浓度过高(血浓度 $>20\mu g/ml$)可强烈兴奋心脏,引起心动过速、心律失常,严重者可致血压剧降、惊厥,甚至发生呼吸、心搏骤停。因此,应立即停止使用,严密监测病情,并根据心律失常具体情况选择用药。

323 哮喘患者是否需要长期使用祛痰药?

不需要。长期使用的药物指哮喘控制性药物,如 ICS、

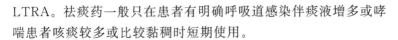

LTRA。祛痰药一般只在患者有明确呼吸道感染伴痰液增多或哮喘患者咳痰较多或比较黏稠时短期使用。

324 抗组胺、抗变态反应药在治疗哮喘中的作用如何？

第二代抗组胺药（H_1受体拮抗药），如氯雷他定、特非那定，其他口服药，如曲尼司特（tranilast）、瑞吡司特（repirinast）等，在哮喘治疗中作用较弱，主要用于伴有变应性鼻炎的哮喘患者。

325 硫酸镁对支气管哮喘的治疗是否有效？其循证医学证据是什么？

有报道常规治疗加静脉注射硫酸镁有益于急性重症哮喘患者肺功能改善及住院率降低，但硫酸镁在临床哮喘治疗上的确切作用，尚缺少循证医学证据。其主要作用包括阻止过敏物质的释放，改善缺氧状态，改善肺循环，降低对刺激的高反应状态等方面。

326 β受体阻滞药美托洛尔是否是支气管哮喘的禁忌？

应用β受体阻滞药美托洛尔可能引起既有的哮喘出现发作，因此如确诊哮喘，需尽量避免使用β受体阻滞药，尤其是已经出现过因β受体阻滞药引起哮喘发作的患者，需避免再次应用该类药物。

327 哮喘急性发作时雾化吸入激素是否可以替代全身激素？

雾化吸入激素是哮喘急性发作时治疗的重要选择，多项研究显示，雾化吸入布地奈德联合支气管扩张药与静脉应用糖皮质激素对临床症状的改善效果相当，可作为中-重度哮喘急性发作的治疗选择。与全身糖皮质激素相比，雾化吸入布地奈德不良事件发生率更低,安全性更好。对全身使用激素有禁忌的患者,如胃十二指肠溃疡、糖尿病等患者应给予雾化吸入激素。但雾化 ICS 与 OCS 比较费用更贵,此外,中-重度哮喘急性发作应尽早使用全身激素,此时不能替代。

328　哮喘急性发作时如何使用茶碱类药物?有什么注意事项?

一般氨茶碱每日剂量不超过 1g。静脉滴注氨茶碱时浓度不应过高、速度不宜过快,不推荐静脉注射氨茶碱。多索茶碱的作用与氨茶碱相同,不良反应较轻。如静脉滴注氨茶碱时,出现兴奋、失眠或胃部不适,可用地西泮(安定)、复方氢氧化铝(胃舒平)药物,反应严重时应及时停药。急性心肌梗死、低血压、休克及甲状腺功能亢进患者忌用氨茶碱。

329　哮喘急性发作时是否需要使用抗生素?使用指征是什么?

哮喘的急性发作是指患者的症状在短时间内迅速加重,需要给予额外的缓解药物进行治疗的情况。哮喘发作的常见诱因包括接触变应原、各种理化刺激物或上呼吸道感染等。因此,抗生素的使用是由引起急性发作的原因所决定,一般情况下并不需要使用抗生素。当判断细菌性感染作为此次发作的主要诱发因素,表现为发热、咳黄脓痰、外周血白细胞比例增加、影像学提示肺部炎症,此时考虑使用抗生素治疗。

第三节　基 层 管 理

330　如何评估患者的临床控制水平?

正确地评估哮喘控制水平,是制订治疗方案和调整治疗药物以维持哮喘控制水平的基础。根据患者的症状、用药情况、肺功能检查结果等复合指标可以将患者分为哮喘症状良好控制（或临床完全控制）、部分控制和未控制及评估患者有无未来哮喘急性发作的危险因素（见下表）。

表　哮喘控制水平分级

A. 哮喘症状控制	哮喘症状控制水平		
过去 4 周,患者是否存在	良好控制	部分控制	未控制
日间哮喘症状＞2 次/周? 是□　否□	无	存在 1~2 项	存在 3~4 项
夜间因哮喘憋醒? 是□　否□			
使用缓解药次数＞2 次/周? 是□　否□			
哮喘引起的活动受限? 是□　否□			
B. 哮喘预后不良的危险因素			

　　诊断明确后要定期评估危险因素,尤其对有过哮喘急性发作的患者

　　开始治疗时测定 FEV_1,使用控制药物后 3~6 个月记录患者最佳肺功能,并定期进行危险因素的评估

331　哮喘患者需要终身用药吗?

　　不一定。如果是症状轻、发作次数很少的哮喘,治疗时间可以缩短,3 个月 1 个疗程,评估患者症状、肺功能、气道高反应性和气道炎症水平,如果都正常,可以逐渐减量,甚至停药观察。部分哮喘患者症状重、发作次数多,或者停药后复发的,需要长期甚至终身治疗。

332 哮喘患者什么时候需要药物长期干预？

哮喘患者症状重、发作次数多，或者停药后复发的，需要长期药物干预。值得注意的是，重度哮喘发作亦可见于轻度或控制良好的哮喘患者，临床要注意甄别。

333 哮喘长期管理的目标是什么？

①达到良好的症状控制并维持正常活动水平；②最大程度降低急性发作、肺功能不可逆损害（固定性气流受限）和药物相关不良反应的未来风险。

334 哮喘长期管理的方案有哪些？

主要包括下面 4 部分：①建立医患之间的合作关系（伙伴关系）是实现有效的哮喘管理的首要措施，这有助于患者获得疾病知识、自信和技能，在哮喘管理中发挥主要作用。②采用基于控制的评估、调整治疗、监测治疗反应的长期药物管理方案——5 级治疗方案，即阶梯式治疗方案。③健康教育是哮喘长期管理的重要组成部分，对哮喘患者的哮喘知识、急诊次数、生命质量等都会产生积极的影响。④避免环境中的危险因素，如营养、过敏原、污染（烟草）、微生物和社会心理因素等方面对哮喘的负面影响。

335 如何选择哮喘长期管理的方案？

哮喘长期管理方案的选择既有群体水平的考虑，也要兼顾患者的个体因素。在群体水平上需要关注治疗的有效性、安全性、可获得性和效价比，推荐 5 级长期治疗方案（阶梯式治疗方案）。而在个体水平上需要考虑以下因素：患者的临床特征或表型，可能的疗效差异，患者的喜好，吸入技术，依从性，经济能力和医疗资源等实际状况。

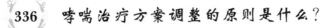

336 哮喘治疗方案调整的原则是什么？

哮喘治疗方案调整的原则主要是根据症状控制水平和风险因素水平（主要包括肺功能受损的程度和哮喘急性发作史）等，按照哮喘阶梯式治疗方案进行升级或降级调整，以获得良好的症状控制并减少急性发作的风险。

337 什么时候需要考虑哮喘升级治疗？

当目前级别的治疗方案不能控制哮喘，症状持续和（或）发生急性发作，应给予升级治疗，选择更高级别的治疗方案直至哮喘达到控制为止。升级治疗前需排除和纠正下列影响哮喘控制的因素：①药物吸入方法不正确；②依从性差；③持续暴露于刺激因素（如变应原、烟草、空气污染、β受体阻滞药或非甾体消炎药等）；④存在合并症所致呼吸道症状及影响生活质量；⑤哮喘诊断错误等。

338 什么时候需要考虑哮喘降级治疗？

当哮喘症状得到控制并维持至少 3 个月，且肺功能恢复并维持平稳状态，可考虑降级治疗。关于降级的最佳时机、顺序、剂量等方面的研究甚少，降级方法则因人而异，主要依据患者目前治疗情况、风险因素、个人偏好等。

339 如何使用炎症指标来指导哮喘的治疗？

临床常用的指标包括诱导痰嗜酸性粒细胞、FeNO 和外周血嗜酸性粒细胞。糖皮质激素治疗后这些指标可降低，当上述指标降低至正常（或个人基线值）时，可减少激素剂量，甚至停用激素。而停用激素、激素减量时这些指标增高可预测症状失控的风险。对重症哮喘患者，基于上述指标调整治疗，有助于减少急性发作和（或）减少 ICS 剂量。

340 何为支气管热成形术,目前临床应用现状如何?

支气管热成形术是一项在支气管镜下操作,将可控的热量直接作用于支气管壁的平滑肌细胞。这种射频能量的传导可以减少哮喘患者的支气管平滑肌数量,降低支气管收缩能力和降低气道高反应性。该技术 2010 年获美国 FDA 批准,目前在美国、欧洲及国内多家单位均开展此项技术。患者选择总的原则:成年人哮喘(≥18 岁,<65 岁),联合使用 ICS+LABA 仍控制不佳;能够配合医院接受气管镜检查。操作步骤,通过气管镜插入 Alair 导管对支气管进行热消融处理,处理温度 65℃,每次处理时间 10 秒钟。第 1 次先处理右下叶,3 周后第 2 次处理左下叶,再过 3 周后第 3 次处理双上叶,完成全部手术。国内外现有的临床研究证实支气管热成形术的有效性,但仍存在许多关键问题,需要进一步解决,其中包括机制研究、适宜人群(哪些人群更受益)及影响疗效的因素和预测反应性的指标等。

341 中医中药在治疗哮喘中的作用及注意事项有哪些?

中医中药治疗哮喘有悠久的历史和丰富的经验,采用辨证论治,同病不一定同方,可以起到和西药相辅相成的作用,多用于缓解期哮喘的治疗。切不可自行使用偏方或未经医师辨证用药。目前民间有不少所谓"祖传"或"根治哮喘"的秘方和验方,其中可能加入了剂量不明的口服激素,尽管可有暂时的"疗效",但往往贻误病情、引起激素依赖和严重的不良反应,应予以坚决抵制。

342 哮喘急性发作的处理目标是什么?

处理目标:尽快解除气流受限、缓解症状,恢复肺功能,改善低氧血症,预防进一步恶化,防止并发症。同时还需要制订长期治疗方案以预防再次急性发作。

343　哮喘轻度急性发作的处理原则是什么？

轻度急性发作的治疗原则：每日定时吸入糖皮质激素（200～500μg），出现症状时吸入短效 β_2 受体激动药，可间断吸入。效果不佳可加用口服 β_2 受体激动药控释片或茶碱控释片（200mg/d），或加用抗胆碱能药，如异丙托溴铵气雾剂吸入。

344　哮喘中度急性发作的处理原则是什么？

中度急性发作的治疗原则：吸入糖皮质激素剂量一般为每日 500～1000μg；规律吸入 β_2 受体激动药或联合抗胆碱能药吸入或口服长效 β_2 受体激动药。亦可加用口服白三烯拮抗药，若不能缓解，可持续雾化吸入 β_2 受体激动药（或联合用抗胆碱能药吸入），或口服糖皮质激素（<60mg/d）。必要时可用氨茶碱静脉注射。

345　哮喘重度/危重度急性发作的处理原则是什么？

重度/危重度急性发作的治疗原则：持续雾化吸入 β_2 受体激动药，或合并抗胆碱能药；或静脉滴注氨茶碱或沙丁胺醇。加用口服白三烯拮抗药。静脉滴注糖皮质激素如琥珀酸氢化可的松或甲泼尼龙或地塞米松。待病情得到控制和缓解后（一般 3～5 天），改为口服给药。注意维持水、电解质平衡，纠正酸碱失衡，当 pH<7.20 时，且合并代谢性酸中毒时，应适当补碱；可给予氧疗，如病情恶化缺氧不能纠正时，进行无创通气或插管机械通气。若并发气胸，在胸腔引流气体下仍可机械通气。应预防下呼吸道感染等。

346　哮喘轻度和部分中度急性发作如何在家庭中进行自我处理？

一般初始治疗 1～2 天自我评估治疗反应不佳，应及时到医院就诊,评估哮喘控制状况和查寻发作原因,调整控制药物的使用,预防以后的哮喘发作。中、重度急性加重的患者应首先按上述方法行自我处理;同时尽快到医院就诊。

347 哮喘急性发作如何诊断和评估?

哮喘急性发作是指突然出现的喘息、呼吸困难、胸闷或咳嗽,常在夜间发作,或与接触变应原、冷空气、物理和化学性刺激及发生病毒性上呼吸道感染、运动等有关。哮喘发作的程度轻重不一,病情发展的速度也有不同,可以在数小时或数天内出现,偶尔可在数分钟内危及生命。

常见表现:①严重呼吸困难;②肺部广泛高调的哮鸣音(或者哮鸣音消失伴肺泡呼吸音明显减弱,即所谓的安静肺);③神志改变(烦躁、疲乏或嗜睡);④奇脉;⑤严重呼气流速下降(应用支气管扩张药后 PEF<100L/min 或$<60\%$正常预计值,或无法测定);⑥发绀,低氧血症,甚至二氧化碳潴留;⑦经过积极治疗无好转。

危及生命的症状:①经测定 PEF $<35\%$;②呼吸效率低,皮肤苍白萎黄,或胸腔动度减小;③心搏过缓或低血压;④呼吸衰竭,焦虑或昏迷;⑤$SaO_2<90\%$,$PaO_2<8$kPa(<60mmHg);⑥$PaCO_2$ 大于或等于 $5\sim6$kPa($36\sim45$mmHg)。

评估详见下表。

临床特点	轻度	中度	重度	危重
气短	步行,上楼时	稍事活动	休息时	
体位	可平卧	喜坐位	端坐呼吸	
讲话方式	连续成句	单词	单字	不能讲话
精神状态	可有焦虑,尚安静	时有焦虑或烦躁	常有焦虑,烦躁	嗜睡或意识模糊
出汗	无	有	大汗淋漓	
呼吸频率	轻度增加	增加	常大于 30 次/分	
辅助呼吸肌活动及三凹征	常无	可有	常有	胸腹矛盾运动
哮鸣音	散在,呼气相末期	响亮,弥漫	响亮,弥漫	减弱乃至无
脉率(次/分)	<100	100~120	>120	脉率变慢或不规则
奇脉	无,<10mmHg	可有,10~25mmHg	常有,>25mmHg	无,提示呼吸肌疲劳
使用 β_2 受体激动药后 PEF 预计值或个人最佳值%	>80%	60%~80%	<60% 或 <100L/min 或作用时间<2h	
PaO_2(吸空气,mmHg)	正常	≥60	<60	
$PaCO_2$(mmHg)	<45	≤45	>45	
SaO_2(吸空气,%)	>95	91~95	≤90	
pH				降低

注:只要符合某一严重程度的某些指标,而不需满足全部指标,即可提示为该级别的急性发作;1mmHg=0.133kPa。

348 哮喘急性发作的药物治疗有哪些？

哮喘急性发作需继续使用控制性药物，包括吸入型糖皮质激素、长效吸入型 β_2 受体激动药、全身性皮质激素、抗白三烯拮抗药等。同时根据急性发作严重程度选用缓解药，以迅速解除支气管痉挛从而缓解哮喘症状。包括：速效吸入型 β_2 受体激动药、全身性皮质激素、抗胆碱能药、短效茶碱、短效口服 β_2 受体激动药。其中 SABA 是缓解哮喘症状最有效的药物，首先吸入 SABA 治疗。给药方式可用压力定量气雾剂经储雾器给药，或使用 SABA 的雾化溶液经喷射雾化装置给药。SAMA 推荐用于急性重症哮喘或经 SABA 治疗效果不佳的患者。中重度哮喘急性发作应尽早使用全身激素，特别是对 SABA 初始治疗反应不佳或疗效不能维持及在使用 OCS 基础上仍然出现急性发作的患者。有研究报道，雾化吸入激素联合支气管扩张药能减少需要住院治疗率和 OCS 的使用。

349 哮喘急性发作时如何选择激素和治疗疗程？

轻度急性发作：每日定时吸入糖皮质激素（$200\sim500\mu g$）。

中度急性发作：吸入糖皮质激素剂量一般为每日 $500\sim1000\mu g$；若不能缓解，可口服糖皮质激素（$<60mg/d$）。

重度/危重度急性发作：静脉滴注糖皮质激素，如琥珀酸氢化可的松或甲泼尼龙或地塞米松。待病情得到控制和缓解后（一般 $3\sim5$ 天），改为口服给药。

350 哮喘急性发作时如何选择地塞米松、泼尼松、甲泼尼龙、泼尼松龙和氢化可的松？

泼尼松（强的松或去氢可的松）、泼尼松龙、甲泼尼龙（甲强龙或甲基强的松龙)和氢化可的松为推荐全身使用的糖皮质激素。轻者应口服泼尼松或泼尼松龙 $0.5\sim1mg/(kg\cdot d)$,对正在使用或最近刚刚停用口服糖皮质激素者应改为静脉使用。氢化可的松 $400\sim1000mg/d$ 分次给药,或甲泼尼龙 $80\sim160mg/d$,分次给予,或地塞米松 $0.1\sim0.2mg/(kg\cdot d)$。地塞米松因作用时间长,对丘脑-垂体-肾上腺轴抑制作用较大,一般不作推荐使用。静脉和口服给药的序贯疗法可减少激素用量和不良反应,如静脉使用激素 $2\sim3$ 天,继之以 OCS $3\sim5$ 天。

351 哮喘急性发作时使用口服激素和静脉激素疗效等同吗?

经口给药适用于中度哮喘发作、慢性持续哮喘吸入大剂量 ICS 联合治疗无效的患者和作为静脉应用激素治疗后的序贯治疗,OCS 吸收好,起效时间与静脉给药疗效相近。因此,推荐中、重度急性加重首选口服给药。严重急性哮喘发作时,应经静脉及时给予琥珀酸氢化可的松(每天 $400\sim1000mg$)或甲泼尼龙(每天 $80\sim160mg$),无糖皮质激素依赖倾向者,可在短期($3\sim5$ 天)内停药;有激素依赖倾向者应延长给药时间,控制哮喘症状后改为口服给药,并逐步减少激素用量。

352 在基层医院,哮喘急性加重的转院治疗指征有哪些?

转院治疗指征:①轻、中度急性发作在上述治疗 24 小时后,效果不佳或病情加重者;②虽属中度发作,但来势急,尤其具有哮喘相关死亡高危因素者;③初次病情评估时病情属重度和危重度急性发作者。对于②和③两种情况,患者须经急救处理,待病情稍稳定即可做转院处理。转院途中应保证氧供,建立静脉通道,做好气管插管等急救准备。

353 哮喘患者如何自我监测？

自我监测包括症状的自我评估及简易肺功能评估。症状评估临床常用哮喘控制测试（Asthma Control Test，ACT）量表进行评分，如超过 19 分考虑良好控制以上，低于 19 分则需寻求医护人员的帮助，评估并调整药物方案。同时因为峰流速仪携带方便、操作简单，建议哮喘患者尤其近期有哮喘发作、有高危因素存在的患者需要 PEF 监测，可以在家自我监测 PEF，根据监测结果及时调整药物。

354 哮喘控制测试（ACT）问卷内容是什么，其步骤及注意事项有哪些？

ACT 内容如下表。第一步：记录每个问题的得分；第二步：将每一题的分数相加得出总分；第三步：ACT 评分的意义；评分 20～25 分，代表哮喘控制良好；16～19 分，代表哮喘控制不佳；5～15 分，代表哮喘控制很差。

问题	1	2	3	4	5
在过去 4 周内，在工作、学习或家中，有多少时候哮喘妨碍您进行日常活动？	所有时间	大多数时间	有些时候	极少时候	没有
在过去 4 周内，您有多少次出现呼吸困难？	每天不止 1 次	1 天 1 次	每周 3～6 次	每周 1～2 次	完全没有
在过去 4 周内，因为哮喘症状（喘息、咳嗽、呼吸困难、胸闷或疼痛），您有多少次在夜间醒来或早上比平时早醒？	每周 4 个晚上或更多	每周 2～3 个晚上	每周 1 次	1～2 次	没有

（续表）

问题	1	2	3	4	5
过去 4 周内,您有多少次使用急救药物治疗（如沙丁胺醇)?	每天 3 次以上	每天 1～2 次	每周 2～3 次	每周 1 次或更少	没有
过去 4 周内,您如何评估哮喘控制情况?	没有控制	控制很差	有所控制	控制良好	完全控制

注:问卷第 5 项为患者自我评估,研究发现很多哮喘患者存在高估自我控制的情况,因此,如存在前面 4 项评估和第 5 项评估不一致时,考虑患者存在高估病情的情况,临床需重视

355 哮喘患者出现哪些征象提示患者可能出现哮喘发作?

患者原有的症状,如喘息、气急、咳嗽、胸闷等加重或上述症状突然发生,这种情况常因接触变应原、刺激物或呼吸道感染诱发,肺功能检查往往提示有呼气流量(或流速)的降低。

356 哮喘患者在家出现哮喘急性加重如何处理?

据病情轻重每次使用 2～4 喷 SABA,直到缓解哮喘症状。同时增加控制药物如 ICS 的剂量,增加的 ICS 剂量至少是基础剂量的两倍。如果控制药物是使用 ICS/福莫特罗联合制剂,则可以直接增加吸入联合制剂 1～2 吸,如是布地奈德/福莫特罗 1～2 吸,每天不超过 8 吸。若初始治疗和增加控制治疗 2～3 天后患者反应仍不完全;或者症状迅速加重;或者患者既往有突发重症哮喘急性发作史,应增加 OCS 治疗,建议给予泼尼松龙 0.5～1mg/kg

或等效剂量的其他 OCS 治疗 5～7 天。

357 哮喘患者一般备用哪些药物或物品？

哮喘患者一般备用控制药物和缓解药物。①控制药物：需要每天使用并长时间维持的药物，这些药物主要通过消炎作用使哮喘维持临床控制，其中包括 ICS、全身性激素、LTRA、LABA、缓释茶碱、色甘酸钠、抗 IgE 单克隆抗体及其他有助于减少全身激素剂量的药物等；②缓解药物：又称急救药，这些药物在有症状时按需使用，通过迅速解除支气管痉挛从而缓解哮喘症状，包括速效吸入和短效口服 β_2 受体激动药、全身性激素、SAMA、短效茶碱等。峰流速仪携带方便、操作简单，建议哮喘患者备用在家自我监测 PEF，根据监测结果及时调整药物。

358 到外地出差哮喘患者注意事项有哪些？

哮喘患者到外地出差建议带着控制药物、缓解药物或急救药物、哮喘病历、峰流速仪、PEF 日记卡，还要注意降级治疗应避开患者外地出差期。

359 哮喘大发作出现寂静肺时如何处理？

处理类似于重度哮喘发作，包括持续雾化吸入 β_2 受体激动药，或合并抗胆碱能药；静脉滴注氨茶碱或沙丁胺醇。加用口服白三烯拮抗药。静脉滴注糖皮质激素，如琥珀酸氢化可的松或甲泼尼龙或地塞米松。待病情得到控制和缓解后（一般 3～5 天），改为口服给药。同时注意维持水、电解质平衡；积极给予氧疗，如缺氧不能时及纠正时，需进行无创通气或插管机械通气。

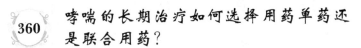

360 哮喘的长期治疗如何选择用药单药还是联合用药?

应根据患者具体情况按照 GINA 5 级治疗策略进行。第 1 级治疗:按需吸入 SABA 能够迅速而有效地缓解哮喘症状,但仅限用于偶有短暂的白天症状(每月少于 2 次,每次持续数小时)、没有夜间症状、肺功能正常的患者。第 2 级治疗:推荐低剂量控制性药物加按需使用缓解药物;LTRA 可用于不接受 ICS 治疗或合并变应性鼻炎、运动性哮喘、阿司匹林及药物诱发性哮喘的初始治疗;对于从未使用过控制性药物的患者,低剂量 ICS/LABA 作为初始治疗能够更快地控制症状、改善肺功能,提高初始治疗成功的概率。第 3 级治疗:可选择低剂量 ICS/LABA 复合制剂作为维持治疗,加 SABA 作为缓解治疗;或低剂量 ICS(布地奈德或倍氯米松)/福莫特罗作为维持加缓解治疗。第 4 级治疗:推荐治疗方案为低剂量 ICS/福莫特罗维持加缓解治疗,或中等剂量 ICS/LABA 复合制剂加按需使用 SABA。第 5 级治疗:转诊给哮喘专科医师,考虑叠加治疗;部分重症哮喘考虑在 ICS/LABA 基础上加用 LAMA;抗 IgE 单克隆抗体推荐用于第 4 级治疗仍不能控制的中、重度过敏性哮喘;叠加低剂量 OCS(≤泼尼松 7.5mg/d 或其他等效剂量的 OCS):对部分难治性哮喘有效,但不良反应常见。

表　哮喘患者长期(阶梯式)治疗方案

	1级	2级	3级	4级	5级
推荐选择控制药物		低剂量ICS	低剂量ICS/LABA	中/高剂量ICS/LABA	加其他治疗,如口服激素
其他选择控制药物	低剂量ICS	白三烯受体拮抗药(LTRA) 低剂量茶碱	中/高剂量ICS 低剂量ICS/LTRA (或加茶碱)	中/高剂量ICS/LABA 加LAMA# 高剂量ICS或加茶碱LTRA	加LAMA# IgE单克隆抗体
缓解药物	按需使用SABA	按需使用SABA 或低剂量布地奈德/福莫特罗或倍氯米松/福莫特罗			

注:＃LAMA吸入仅用于18岁及以上成年人

361 患者住院治疗时如何选取雾化药物？

部分哮喘中、重度急性发作时需住院治疗，其中雾化治疗是药物治疗的一种重要选择。雾化药物主要包括 SABA、抗胆碱能药及糖皮质激素。首选射流雾化吸入，以压缩空气或氧气作为驱动，患者只要平静呼吸即可，无特殊吸药动作要求。推荐持续雾化吸入 SABA 后按需间断给予雾化吸入治疗，在无条件持续雾化吸入时，可直接间断雾化吸入治疗。在重度哮喘急性发作时，联合 SABA 和 SAMA 治疗可更好改善肺功能，降低住院率。联合雾化吸入支气管扩张药和糖皮质激素治疗，具有更好的支气管扩张作用。

362 是否可以用口服小剂量激素和氨茶碱代替吸入药物治疗？

不可以。ICS 是哮喘治疗的基石，小剂量激素只在第 4 级治疗仍然控制不佳的部分患者中使用，氨茶碱也只在部分 ICS 基础上联合使用。

363 临床工作中发现有部分哮喘患者吸入药物效果不佳，其主要原因是什么？

主要原因包括：①吸入方法错误；②依从性欠佳，未按照医嘱规范治疗；③控制药物剂量不足；④存在合并症，如变应性鼻炎、鼻窦炎、肥胖；⑤非嗜酸性粒细胞性哮喘对 ICS 治疗反应不佳。

364 哮喘雾化吸入支气管扩张药效果不佳的原因是什么？

雾化吸入支气管扩张药一般只在哮喘急性发作时使用，轻度急性发作时可单独使用雾化吸入支气管扩张药，如控制不理想，往往提示病情较重，需同时增加 ICS 治疗或全身激素治疗，考虑其他治疗策略。

365 哮喘患者是否可以用短效吸入剂代替长效吸入剂？为什么？

不可以。因为哮喘存在持续的气道炎症,可变的气流受限,控制炎症是哮喘管理的关键,而短效吸入剂只是缓解症状,长效吸入剂 ICS、LABA、LAMA 则具有长效消炎和扩张支气管的作用,适合哮喘的维持治疗。当然,哮喘病情轻微,第 1 级治疗中可考虑按需吸入短效吸入剂,如 SABA。

366 确诊哮喘患者规律用药治疗后临床症状缓解,复查肺功能提示支气管激发试验阴性,是否可以停药？

哮喘患者规律用药治疗后临床症状缓解,根据指南推荐可以减量 1/2 维持治疗 3 个月,再每 3 个月逐渐减量至完全停药,如复查肺功能提示支气管激发试验阴性,排除假阴性,可考虑停药,但需观察患者症状是否在过敏原或感染诱导后再次出现,如症状复发,可考虑继续维持哮喘治疗。

367 支气管哮喘是否可以治愈？

尽管目前哮喘尚不能根治,但通过有效的管理,通常可以使哮喘病情得到满意控制。部分咳嗽变异性哮喘或者轻度哮喘患者规律用药治疗后临床症状缓解,复查肺功能提示支气管激发试验阴性,可以逐渐减量至完全停药观察。

368 治愈哮喘的广告是否可信？

治愈哮喘的广告大多数都是不可信的,建议到正规医院哮喘专科规范治疗。

369 什么叫变应原特异性免疫治疗？

变应原特异性免疫治疗（allergen specific immunotherapy，AIT）指通过不同途径逐渐增加过敏原剂量，诱导患者产生免疫耐受，从而减轻哮喘过敏症状。AIT 是变应性疾病唯一针对病因和病原学的治疗方法。AIT 不仅可以缓解临床症状、减少药物用量，且具有长期临床疗效，防止进一步变态反应的发展。

370 哪些哮喘人群适合变应原特异性免疫治疗？

主要适应证：①患者症状与变应原接触关系密切，且无法避免接触变应原；②使用抗组胺药物或中等量以上的吸入型激素仍未控制症状；③不愿意接受持续或长期药物治疗的患者；④药物治疗引起不良反应的患者；⑤在考虑特异性免疫治疗之前要认真评估患者的疾病及其严重程度、变应原与哮喘的关系、对症治疗的效果、治疗的潜在风险因素及患者的心理健康状态和对治疗的态度。一般来说，特异性免疫治疗适用于 5—60 岁变应性鼻炎和哮喘患者。

371 变应原特异性免疫治疗主要方法有哪些？

AIT 主要有两种形式，即皮下特异性免疫治疗（subcutaneous immunotherapy，SCIT）和舌下特异性免疫治疗（sublingual immunotherapy，SLIT）。Abramson 1995 年首次报道将 SCIT 用于治疗哮喘，2010 年 Abramson 撰写系统评价，包括 88 项研究，3459 例哮喘患者，结果表明，SCIT 能够有效改善症状，减少药物的使用剂量及降低基础心率。SCIT 疗效肯定。虽然 SCIT 在哮喘及过敏性疾病临床有效性已取得共识，但长期皮下注射带来的不便及不必要的不良反应，使临床专家非常畏忌。SLIT 是将一定剂量的特异性变应原置于舌下 1～2 分钟后吞咽,剂量逐渐递增至维持剂量,变应原总剂量达常规 SCIT 的数倍至数百倍。Lin SY 等系统评价(63 项研究,5131 例患者)显示,SLIT 能够明显改善哮喘症状、减少哮喘用药及提高生活质量。研究表明,SCIT 较 SLIT 更有效,而 SLIT 较 SCIT 更安全。

372　变应原特异性免疫治疗能根治哮喘吗?

目前国际上尚没有根治哮喘的办法。脱敏治疗的优势是对病因进行治疗,可以明显改善患者的症状、改善生活质量、预防疾病反复发作及新过敏的产生。

373　变应原特异性免疫治疗的疗程是多久? 脱敏 2 年如何结束脱敏用药?

变应原特异性免疫治疗是建立患者对过敏原产生长期免疫耐受的一个过程,只有长期持续的使用才具有疗效。国际指南推荐脱敏疗程为 3～5 年。脱敏治疗时间越长,其疗效越巩固。脱敏 2 年后可以直接停药,也可以减少用药频率,这主要根据患者的脱敏疗效来决定。

374　变应原特异性免疫治疗主要禁忌证有哪些?

①伴有严重的或未控制的哮喘(FEV_1<70%预测值)及不可逆的呼吸道阻塞性疾病;②正在使用 β_2 受体阻滞药或血管紧张素转化酶(ACE)抑制药进行治疗;③严重的心血管疾病;④严重的免疫性疾病;⑤严重的心理障碍或患者无法理解治疗的风险性和局限性;⑥恶性肿瘤;⑦妊娠期。

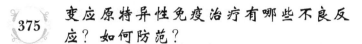

375 **变应原特异性免疫治疗有哪些不良反应？如何防范？**

AIT 不良反应分为局部和全身不良反应，后者分为 4 级，Ⅰ级轻度全身反应，表现局部荨麻疹、鼻炎或轻度哮喘；Ⅱ级中度全身反应，发生缓慢（>15 分钟），出现全身荨麻疹和（或）中度哮喘；Ⅲ级严重非致命全身反应，发生迅速（<15 分钟），出现全身荨麻疹或肌肉血管性水肿和（或）严重哮喘；Ⅳ级过敏性休克，迅速出现瘙痒、潮红、红斑、全身荨麻疹、哮喘发作及低血压。处理方法包括及时吸入 β_2 受体激动药；必要时静脉注射糖皮质激素和氨茶碱，吸氧等；肾上腺素皮下或肌内注射；心肺复苏。

376 **哮喘患者过敏原检测是否有必要作为常规检查项目？**

目前临床上尚没有作为常规检查项目，但基于哮喘个体化管理及精准治疗，非常有必要对哮喘患者进行过敏原检测，以判断哮喘的亚型并选择合适的治疗策略。

377 **临床如何检测及治疗哮喘真菌过敏？**

目前已有 200 余种真菌被证实存在于室内环境中，至少有 80 种真菌与气道过敏症状相关。检测方法主要包括真菌抗原皮肤点刺试验和特异性 IgE 检测。研究表明，真菌相关哮喘更可能发生重症哮喘，与哮喘急性发作、住院有关，此类患者治疗上除了消炎、抗过敏及平喘外，还涉及是否需抗真菌药治疗。一般来说，空气中的致敏真菌孢子所导致的哮喘急性发作不需抗过敏及抗真菌药治疗。但对于气道真菌大量定植诱发的严重喘息症状或侵袭性感染，大部分患者可以从抗真菌药治疗中得益。

378 哮喘常见促发因素有哪些？

哮喘常见促发因素包括花粉、尘螨、真菌、猫毛、装修涂料、烟雾、刺激性异味及运动等。

379 避免尘螨的主要办法有哪些？

①定期清洁室内布制物品,如床垫、枕头、棉被、被单,用热水(＞65℃)勤洗勤换,定期在阳光下暴晒,以避免尘螨孳生。②尽可能少用或不用地毯,应使用瓷砖或木质地板;经常对室内沙发、地垫进行吸尘处理。③居室内部尽量采用容易清洗的家具。④勿存放旧报纸及期刊。⑤使用空气过滤器(安装在空调机、空气清新机、冷气机等室内换气装置滤网上的静电空气滤网)并定期清洗更换滤网,过滤器可滤除眼观看不到的尘螨及烟尘、真菌、花粉、毛屑等过敏原。一般 2 个月更换 1 次滤网,每日至少开放换气装置 30 分钟,就能够除掉室内的大部分尘螨。

380 如果接受变应原特异性免疫治疗,哮喘其他(如吸入)治疗还需要吗？

脱敏治疗起效时间相对较慢,起效前需要哮喘控制药物,起效后控制药物可逐渐减少。有些患者症状复发,药物干预缓解症状是十分必要的,在一定程度上可以巩固和维持脱敏治疗的效果。

381 支气管哮喘患者在院外的长期治疗的依从性情况如何？

依从性差是哮喘难以控制的重要因素。国内外调查显示,哮喘患者治疗依从性普遍偏低。因此,如何改善患者的依从性成为当前临床实践的重要问题。

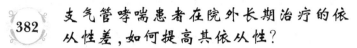

382 支气管哮喘患者在院外长期治疗的依从性差,如何提高其依从性?

患者在院外长期治疗的依从性差,需要分析导致患者依从性差的原因,并根据存在的问题制订针对性的解决方案,以提高其依从性。

主要措施如下:①治疗干预:由医师和患者共同决策药物/剂量的选择;如有可能应尽量选择长效制剂,最好是每日 1 次用药;在不影响疗效的前提下使用单一吸入装置多种药物联合制剂;随时评估患者吸入装置的应用情况,查看患者药物使用的细节,发现错误及时纠正,以提高疗效来提高治疗的依从性。②患者干预:加强患者自我管理、制订书面治疗计划、进行针对性的患者教育和提供相应的信息(如药物、健康教育等)。③推进以患者为中心的沟通方式,提高医护人员的沟通技巧。④完善教育和管理结构:例如国内文献报道,哮喘专病门诊、哮喘宣教中心、哮喘患者协会“三位一体”的系统教育管理模式可显著提高患者对治疗的依从性和疾病控制水平;充分发挥社区在慢性病管理中的作用;电话随访进行干预也可改善患者依从性。

383 如何提高吸入装置使用效率,能否有更好的办法解决?

吸入给药的主要目的是将药物直接靶向至病灶以提高疗效、降低不良反应。当前,吸入给药是治疗哮喘的首选途径。随着吸入器技术的提高和更高效药物的研发,吸入治疗的主要障碍是患者本人。因此,患者的培训情况、操作技能和顺应性将直接关系到吸入治疗的成功与否。医师、临床药师或护士反复对患者进行吸入技术教育可提高正确使用率,推荐以实物正确演示吸入装置的使用方法,然后让患者练习,发现问题及时纠正,如此反复数次。推荐在吸入装置技巧培训时引入视频教育模式,并多次进行练习。吸入装置模拟器也可以帮助患者尽快掌握吸入技巧。

384　如何确定哮喘患者复诊间隔时间？

通常起始治疗后每 2～4 周需复诊，以后每 1～3 个月随访 1 次。如发生急性发作则 1 周内需要复诊。如患者经规范治疗达到哮喘完全控制，目前采用按需治疗或者已经停药，则可适当延长复诊时间，但需要注意没有症状并不等于肺功能就一定正常，因此，这种情况仍然建议定期监测肺功能及气道炎症变化。

385　哮喘患者复查时需评估哪些指标？

哮喘患者复查时需要评估症状、肺功能、ACT 问卷、FeNO、痰嗜酸性粒细胞计数、外周血嗜酸性粒细胞计数。其中肺功能是临床上评估哮喘的重要指标之一，主要为 FEV_1 和 PEF，FEV_1 和 PEF 能反映气道阻塞的严重程度，是客观判断哮喘病情最常用的评估指标。

386　哮喘患者多久需要评估一次肺功能？

GINA 指南推荐在诊断哮喘后，6 个月～1 年评估 1 次肺功能，具体看患者的情况，如果发作频繁需要更改治疗方案或者升级治疗，可以缩短到 3 个月，甚至 4 周评估 1 次肺功能以判断疗效。

387　哮喘患者在复查评估肺功能时是做常规通气检查还是做激发或舒张试验？

哮喘患者在复查评估肺功能时通常只做常规通气检查，但如果患者常规通气检查异常，可以加做肺弥散功能和治疗用药的支气管舒张试验。如果患者常规通气检查正常，近 1 年无症状达到完全控制的或者想停药的，可以暂停治疗用药，复查支气管激发试验了解气道反应性。如阴性,则停药复发的概率更低。

388　哮喘患者什么情况需要氧疗?

对有低氧血症(氧饱和度<90%)和呼吸困难的患者可给予控制性氧疗,使患者的氧饱和度维持在93%～95%。有研究报道,控制性氧疗相比高浓度氧疗在重度哮喘发作时带来更好的临床结局。如果不能监测血氧浓度,不应持续给予氧疗,但应监测病情是否恶化,如出现嗜睡或疲乏等情况,则提示可能需要继续给予氧疗。

389　哮喘患者可以进行什么体育锻炼? 如何开展?

运动时呼吸加快,造成呼吸道水分丢失和温度降低,导致支气管收缩,发生痉挛。特别是在寒冷、干燥的空气中运动,很可能诱使哮喘发作。近来有很多研究证明,适当的运动,尤其是有氧运动,能够显著改善患者肺功能、降低气道反应性、改善患者生活质量、减少哮喘急性加重。

作为哮喘患者,一定要选择适合自己病情和身体状况的体育锻炼方式,首先应长期规则使用哮喘控制药物,达到并维持哮喘控制状态,这样才可以参加适度的体育锻炼。运动前,咨询医师是否需要用药并做好充分的热身运动。运动后,让机体慢慢地降温。在冬天及花粉季和空气污染严重时,最好在室内运动。感冒的时候,注意休息和适当限制运动。

哮喘患者的锻炼方法需注意以下几个方面:①运动方式:游泳、跑步、骑车、散步,这些都是内容比较单一的有氧运动,运动起来简单、安全可靠。②运动时间和强度:每次锻炼的时间10～30分钟,强度为60%～80%,如果有咳嗽或气喘症状应该马上停止锻炼,吸入短效支气管扩张药。③运动环境:建议湿度比较合适的场所。

390 哮喘患者在家里如何做哮喘病情评估？

控制哮喘的关键环节是患者的自我管理。准确记录哮喘日记和正确使用峰流速仪是哮喘患者自我管理的重要内容之一，这可有效地预防和减少哮喘发作的次数。日志可以获得哮喘患者喘息、咳嗽、呼吸困难、胸闷等症状，同时记录哮喘急性发作次数和需要急救药物治疗次数。结合哮喘日志，PEF 监测结果有助于医师及患者对哮喘严重程度、控制水平及治疗的反应进行评估，可以分析哮喘发作与治疗的规律，并据此选择和调整药物。

391 哮喘患者平时监测病情使用哪个评分表比较适合？

哮喘患者平时监测病情使用 ACT 问卷评分表比较适合。ACT 是一种评估哮喘患者控制水平的评分表，ACT 得分与专家评估患者的哮喘控制水平具有较好的相关性。ACT 不要求测试患者的肺功能，简便、易操作，适合哮喘患者在家使用。

392 哮喘门诊健康教育的主要内容包括哪些？

哮喘门诊健康教育的主要内容包括：用药依从性和正确使用吸入装置的指导和培训。哮喘常识的教育包括：哮喘的诊断、基本治疗原则、缓解药物与控制药物的差别、潜在的药物不良反应、预防症状及急性发作、如何认识哮喘恶化，应该采取什么措施、何时/如何寻求医疗服务、管理并发症、正确使用峰流速仪和准确记录哮喘日记等。

第四节 合 并 症

393 如何诊断变应性鼻炎及评估严重程度?

变应性鼻炎一般根据临床症状可以诊断,主要包括反复出现的喷嚏、清水样涕、鼻塞、鼻痒等症状。可伴有眼痒、结膜充血等眼部症状。变应原皮肤点刺试验阳性和(或)血清特异性 IgE 阳性更支持变应性鼻炎的诊断,必要时也可行鼻激发试验。

严重程度主要分为:轻度:症状轻微,对生活质量(包括睡眠、日常生活、工作和学习,未产生明显影响;中重度:症状加重或严重,对生活质量产生明显影响。

394 变应性鼻炎与哮喘是何种关系? 其流行现状怎么样?

Grossman 1997 年即提出变应性鼻炎与哮喘属于同一个气道,同一个疾病(one airway,one disease)。哮喘和变应性鼻炎存在相似流行病学模式,常并发;变应性鼻炎是哮喘发病的重要危险因素,研究发现,变应性鼻炎相对于健康对照组未来发生哮喘概率增加 4 倍。变应性鼻炎可增加哮喘发作、急诊及住院的风险,延后病情恢复。研究报道,全球变应性鼻炎的发病率为 10%～42%,在中国 13～14 岁的儿童中 10.4%患有变应性鼻炎。中国哮喘联盟 2013 年一项覆盖 8 省市、样本量超过 16 万人的流行病学调查显示,我国哮喘总的患病率为 1.24%,也发现与哮喘发病相关的危险因素包括合并变应性鼻炎。研究报道变应性鼻炎中患哮喘比例 10%～30%,哮喘患者患变应性鼻炎比例40%～80%。

395 变应性鼻炎如何影响哮喘控制及其可能的机制是什么？

变应性鼻炎和哮喘存在相似的过敏原、炎性细胞与介质，如最为经典的途径——白三烯通路的活化共同参与两者病理生理过程。研究证实，变应性鼻炎患者的气道反应性增高，鼻激发可以诱发支气管炎性反应；变应原激发支气管增加鼻和支气管组织炎性反应，因此两者互为促进。临床研究发现，合并变应性鼻炎的哮喘患者往往病情更重、哮喘更难控制，而对变应性鼻炎的治疗可以改善哮喘的控制。变应性鼻炎对哮喘影响的可能机制包括：致敏及因"鼻肺反射"，鼻黏膜刺激可引起支气管收缩；鼻黏膜受损降低了其对吸入气体的调节作用（加湿、加温、过滤颗粒）；鼻部炎性介质吸收入血，到达肺部，诱发支气管炎性反应。

396 哮喘合并变应性鼻炎如何处理？

2001 年 JACI 发布变应性鼻炎管理及对哮喘的影响（allergic rhinitis and its impact on asthma，ARIA）指南，2007 年及 2008 年指南进行了更新，建议上、下气道管理需同时进行。对变应性鼻炎患者应进行哮喘评估，哮喘患者应对变应性鼻炎进行评估。对哮喘合并变应性鼻炎的治疗应采用上、下气道联合治疗综合方案。主要包括患者的教育、避免接触过敏原、药物治疗和免疫治疗相结合的综合治疗。每位患者的宣教应常规进行，让患者尽可能做到脱离过敏原。哮喘的治疗基于 5 级阶梯治疗策略进行。根据鼻炎的不同严重程度选择鼻吸入糖皮质激素或口服药物治疗。ARIA 指南建议，鼻用糖皮质激素是中-重度变应性鼻炎患者的一线疗法，鼻用糖皮质激素对哮喘有效，可以减少哮喘发作；口服抗组胺药对哮喘有一定疗效；LTRA 对于变应性鼻炎合并哮喘患者是非常重要的药物。加拿大一项研究入组 1004 例 ICS 或

ICS＋LABA 未控制的变应性鼻炎合并哮喘患者,结果发现 LTRA 联用可以显著增加哮喘控制的比例。另外,变应原特异性免疫治疗应在专科医师指导下完成,该方法可能改变疾病的自然病程,被证明是一种安全和有效的疗法,尤其适合于哮喘合并变应性鼻炎的治疗。

397　如何处理哮喘合并活动性肺结核?

流行病学证据显示哮喘患者发生肺结核概率增加,反之亦然。临床上首先要鉴别哮喘样症状是否是因为肺结核引起,尤其是诊断哮喘时间不长,现在又发现结核病灶或痰涂片结核菌呈阳性,哮喘症状更可能是由肺结核导致气道免疫反应异常引起,此时支气管镜检查是非常必要的。如患者具有多年的哮喘病史,新近出现结核菌感染,此时需根据哮喘病情来选择治疗策略,如病情相对较轻,尽量停用激素类药物,改用其他哮喘控制用药,在充分抗结核药治疗 2 周后再恢复之前哮喘治疗方案。如哮喘病情较重,需要糖皮质激素来控制症状,尽量选择 ICS,同时采用联合治疗策略,减少 ICS 剂量。另一方面,抗结核药治疗强化期需要等到痰涂片阴性才考虑减药,因此,需监测痰涂片情况。因为激素的使用与肺结核关系目前尚缺乏循证医学证据,现有证据提示哮喘合并活动性肺结核,应尽量减少激素的使用。

398　有结核病史的哮喘如何用药?

2013 年 *Thorax* 发表了韩国学者的一项大型研究(纳入 853 439例),其结果发现哮喘或 COPD 患者长期大剂量使用 ICS 可能会增加肺结核的发生风险,且这种联系呈剂量依赖性。亚组分析显示,在非 OCS 患者中使用 ICS 会增加发生肺结核的风险,但在 OCS 使用者中不存在这种相关性。中国台湾 Shu CC 等进行的大规模调查显示:大剂量 ICS(＞等效剂量氟替卡松每天

500μg)、每日口服泼尼松≥10mg 和既往肺结核病史可增加 COPD 患者患肺结核的风险。因此，临床医师应意识到哮喘患者尤其是有结核病史的患者，在长期大剂量使用 ICS 或 OCS 过程中可能会导致肺结核的发生或引起肺结核复发，应尽量考虑减少激素使用量，更多采用联合治疗的方案。

399　哮喘合并高血压如何用药？

药物治疗哮喘合并高血压比较困难，因为平喘药物中的拟交感神经收缩药可加重高血压病情，并能对抗降血压药物的作用；长期大量使用激素可引起水钠潴留，又可能加重高血压。而降血压药亦会干扰哮喘治疗，如长期或大量应用利尿药可导致气道干燥，使痰液黏稠度增加，不利于痰液的清除，存在一定的危险性。因此，高血压合并哮喘患者宜选用既能降低血压，又能降低肺动脉压、减轻支气管痉挛和改善通气功能等作用的降血压药。原则如下：

(1)合理使用激素类药物：适用于肺性高血压，指哮喘发生数年后出现高血压，并与病情相平行。不需用降压药物，仅需治疗哮喘，哮喘缓解后，血压亦随之下降，甚至降至正常。

(2)首选钙拮抗药：这类药物具有解除支气管平滑肌痉挛、降低肺动脉压和改善通气功能等作用。常用药物包括：硝苯地平或硝苯地平控释片、尼群地平。对心率偏慢的高血压伴哮喘患者，还可选用非洛地平或尼卡地平。对伴有肺源性心脏病、右心功能不全的高血压伴哮喘患者，可选用氨氯地平。在服药期间，患者可能出现面部潮红、心率加快、踝部水肿等不良反应。对心率偏快和高血压伴哮喘患者，可选用维拉帕米或维拉帕米缓释片。地尔硫草或地尔硫草缓释胶囊有心脏传导阻滞、心动过缓者禁用。

(3)慎用血管紧张素转化酶抑制药：血管紧张素转化酶抑制药最常见的不良反应是咳嗽，特别是女性患者多见。此类药可提高支气管黏膜的敏感性，而支气管哮喘患者的黏膜敏感性本来就较高,用药后往往会引起哮喘发作。这类药虽不是禁用,但应该非常谨慎,不是必须,最好不用。常用的抑制药有卡托普利、依那普利、贝那普利、培哚普利、西拉普利、福辛普利、雷米普利、赖诺普利等。如病情需要必须使用此类药,建议先选用血管紧张素 Ⅱ 受体拮抗药,这样不良反应比较小。属于这类的药有缬沙坦、氯沙坦、坎地沙坦、艾地沙坦等。

(4)避免使用 β_2 受体阻滞药:β_2 受体阻滞药有使支气管平滑肌收缩的作用,可引起支气管痉挛,引发或加重哮喘,重者可危及生命。有哮喘倾向的患者,如有变应性鼻炎、慢性荨麻疹的患者,也应谨慎使用。常用的 β 受体阻滞药有普萘洛尔、美托洛尔、阿替洛尔、卡维地洛。此外,利尿药如氢氯噻嗪(双氢克尿噻)等应慎用,因为这类药物会使痰液黏稠度增加,使痰液难以咳出,加重呼吸道阻塞,故不适合高血压合并哮喘的患者使用。

400　哮喘合并心律失常如何选择药物?

合并有心律失常的哮喘急性发作时,应早期使用全身糖皮质激素,氨茶碱静脉滴注必须缓慢,以吸入平喘制剂为主,适量吸入 β_2 受体激动药(如沙丁胺醇等),如出现心率加快或期前收缩(早搏)增多及时停用。氨茶碱与 β 受体激动药合用时,发生心律失常的概率增多。因此,对于有心血管疾病、在家已服用氨茶碱者,入院时应测定血清茶碱浓度,使其保持在 $10\mu g/ml$ 左右即可;尽量避免静脉注射氨茶碱,代之以雾化吸入 β_2 受体激动药;不用 β_2 受体阻滞药。

支气管哮喘患者由于应激反应产生的高儿茶酚胺血症是导致心律失常重要的病理机制之一,支气管哮喘并发的心律失常最常见的是窦性心动过速、房性和室性期前收缩,其中包括成对和多源性(室上性和室性)期前收缩,很少见到心房颤动和室性心动过速,而室上性心律失常多于室性心律失常。哮喘急性发作时大多数的抗心律失常药都具有相对和绝对的禁忌证;第 1 类抗心律失常药会促使呼吸中枢的抑制（如利多卡因）；第 2 类抗心律失常药（β 受体阻滞药）会使支气管痉挛加剧，加速通气功能障碍，使病情恶化，索他洛尔可表现为 β 受体阻滞作用；第 3 类抗心律失常药胺碘酮会引起肺间质纤维化。钙通道阻滞药的抗心律失常药物硫氮䓬酮可以部分减轻支气管痉挛而改善呼吸道通气，有益于肺循环血流和改善右心室在疾病恶化期的舒张期功能障碍，是治疗中度支气管哮喘伴有心律失常的高效药物。地尔硫䓬（硫氮䓬酮）无论对室上性还是室性心律失常均有效。因此，在支气管哮喘伴有心律失常发生时，推荐使用地尔硫䓬（硫氮䓬酮）。

只有对电解质和酸碱平衡的代谢紊乱予以纠正才能得到确切的抗心律失常疗效。pH 增加或低血钾、低氯性碱中毒是引发心律失常的明显因素。多数哮喘患者有过度换气，出现呼吸性碱中毒，如合并电解质紊乱，特别是缺氧、低血钾、低氯血症，则会增加心律失常的概率，因此应检测血气分析和电解质水平并维持在正常水平，避免 pH＞7.45。

401 哮喘合并冠心病药物使用注意事项有哪些？

研究表明，与未患哮喘人群相比，患哮喘能够增加冠心病发病风险。临床需要重视两者的关系及合理用药。

第一是对明确诊断的患者，治疗冠心病时服用阿司匹林前，应询问是否有相关药物过敏史，是否有因阿司匹林引起的喘息发作史，尽量避免这类药物诱发的哮喘。在哮喘急性发作时，冠心病合并心功能不全时，慎用 β_1 受体阻滞药及血管紧张素转化酶抑制药，因其可能会诱发或加重喘息和呼吸衰竭，而且病死率高。有研究报道，钙通道阻滞药硫氮䓬酮长期治疗未加重心力衰竭，对患者带来有益的影响。同时需均衡补液量，避免气道痉挛、痰块形成，促进致死性喘息发作。

第二是对哮喘用药时需考虑到 β_2 受体激动药有可能兴奋心

脏 β_1 受体,引起心律失常或心肌缺血。尤其是与茶碱类药物合用时容易发生。沙丁胺醇的心血管不良反应较显著,其余依次为奥西那林、氯丙那林和特布他林。

402 如何处理哮喘合并心力衰竭?

原则:在解痉、平喘、抗生素治疗的基础上给予高流量吸氧,纠正低氧血症,有呼吸性酸中毒给予低流量吸氧,应用呼吸兴奋药及纳洛酮、5%碳酸氢钠纠正呼吸性酸中毒,静脉注射糖皮质激素,毛花苷 C 0.2~0.4mg/d,呋塞米(速尿)40mg,静脉滴注呼吸兴奋药(如尼可刹米等)及硝普钠扩张血管,降低心脏负荷,必要时应用机械通气(无创和有创)。

注意事项:慎用 β 受体阻滞药;茶碱类剂量适当减量;激素应用原则为早期、静脉、足量、高效,选用速效品种;注意输液速度及输液量;使用选择性强的 β_2 受体激动药雾化吸入;选用抗生素应兼顾细菌、支原体、衣原体及真菌感染。

403 哮喘合并糖尿病用药注意事项有哪些?

①对于哮喘合并糖尿病患者,在常规内科综合治疗的基础上,对疗效欠佳者可加用糖皮质激素吸入剂。②在重度哮喘和哮喘加重期时,可吸入 400~800μg/d,每天剂量分 3~4 次,对初始剂量反应不理想患者,增加剂量可加强对哮喘的控制,同时严格控制血糖,病情可控制,长期低剂量 ICS 安全有效。③长期合理的饮食结构搭配,除控制总热量外,还应做到食品多样化,保证营养需求,重症、危重症患者进餐不足或不能进食时,应静脉营养,提供能量,摄取足量的糖类(碳水化合物),以防发生糖尿病酮症酸中毒。控制血糖达到或接近正常水平,纠正代谢紊乱,消除糖尿病症状。④重度喘息发作时应给予胰岛素治疗,需静脉或皮下给予胰岛素将血糖控制在 8.0mmol/L 左右,及时监测血糖,谨防

低血糖,为控制感染和缓解喘息状态提供条件与保证。

404 如何处理哮喘患者合并焦虑症?

一方面,哮喘患者情绪障碍的发生率较高,以焦虑和抑郁多见。哮喘发作时出现的胸闷、咳嗽和呼吸困难等症状可直接影响患者的心理状态。过度通气所致低碳酸血使脑血流减少,脑供氧不足,患者会产生类似窒息的紧张和恐惧感觉。哮喘的症状,如胸闷、气紧、咳嗽与抑郁及焦虑有关,若情绪不佳可加重症状。抑郁心境可使患者膈肌主动运动损害加重,肺活量下降。当哮喘发作时,气道痉挛而产生严重狭窄,呼吸不畅,增加了哮喘的危险性。哮喘本身症状与情绪障碍之间可相互影响,形成恶性循环。某些治疗哮喘的药物,如肾上腺素、茶碱类及类固醇激素等也可以引起情绪的改变,这些药物也是使哮喘患者情绪障碍发生率高于正常人群的原因之一,应尽量减少全身使用糖皮质激素的剂量。同时加强哮喘疾病的宣传教育,减轻患者的精神负担也有利于疾病的康复。

另一方面,哮喘发病期间存在严重焦虑、紧张情绪,可能和自主神经功能异常有关。其发病机制可能为大脑皮质兴奋作用于丘脑,引起患者迷走神经兴奋,分泌乙酰胆碱,增加支气管平滑肌张力而导致发作。因此,控制好焦虑症状可加强对哮喘症状的控制,采用恰当的抗抑郁药或抗焦虑药治疗,其症状可以很快好转,有的几天之内就可以恢复到完全正常状态,所以,对哮喘合并心理障碍患者应加强多学科、多专业合作,对症施药。

405 妊娠对哮喘治疗有何影响?

哮喘患者妊娠之后,1/3 患者哮喘症状加重,多在妊娠第24～36周;未控制的妊娠哮喘会导致妊娠发生子痫或妊娠高血压综合征,还可增加围生期死亡率、早产率和低体重儿的发生率。治疗原则与经典哮喘接近,基于对妊娠安全性,药物选择要慎重,同时注意避免接触有害刺激物和致敏物质。

妊娠的哮喘患者药物治疗选择上优先选择 FDA 批准的 B 类药物包括特布他林、色甘酸钠、布地奈德、孟鲁司特钠等(对人类无明显危害性);其次为 C 类(未排除危险性)药物,包括茶碱类、沙丁胺醇、倍氯米松、氟替卡松、福莫特罗、沙美特罗等;病情需要时才选择泼尼松等 D 类药物(对胎儿有明显危险性)。泼尼松是最常用的口服糖皮质激素,其在通过胎盘进入胎儿血循环前,血药中 87% 经过胎盘内的 11-脱氢酶的作用而灭活,对胎儿影响甚少。病情严重时可每日服用泼尼松 ≤10mg,对胎儿很少发生不良反应。病情严重时可每日服用泼尼松 30~40mg,连续 3~7 天,逐渐减量至隔日服用,并逐渐过渡为 ICS 治疗。推荐在重症、不能控制的妊娠期哮喘,且明确显示出对母体和胎儿存在危险时使用。

妊娠前已经开始的特异性免疫治疗且进入维持治疗期的哮喘患者,仍然可以继续进行治疗,这可以减少哮喘的急性发作和哮喘维持用药。但妊娠期间不能开始特异性免疫治疗。

406 妊娠时哮喘出现急性加重如何处理?

妊娠哮喘出现急性发作,或 PEF 下降 20%、胎动减少、SaO_2 <90% 时,应立即每 20 分钟吸入 2~4 吸沙丁胺醇,观察 1 小时、无改善需立即就诊,防止胎儿缺氧的发生。有全身激素应用指征时,应及时使用,有利于避免缺氧、控制症状和维持正常肺功能。常规剂量的气雾剂($β_2$ 受体激动药和激素类)吸入相对是安全的。治疗剂量范围内的氨茶碱对妊娠和胎儿无严重影响,但应避免剂量过大或在分娩 6 小时前应用。沙丁胺醇等药物全身应用对胎儿的安全性尚未确定,妊娠期需慎用,分娩期应禁用。妊娠期哮喘的全身激素疗法并非禁忌。

重型哮喘发作时会出现缺氧现象,如果处理不当,可能导致胎儿早产或死亡。可以通过半卧位、吸氧、静脉注射氨茶碱及肾上腺素、纠正水、电解质平衡紊乱等措施,控制哮喘症状发作。急性恶化的患者,采取插管机械通气治疗,挽救患者生命、必要时终止妊娠。

407 肥胖与哮喘是何种关系?

肥胖是重症哮喘或哮喘不易控制的重要影响因素,肥胖性哮喘具有更多的症状和更不易控制。肥胖性哮喘临床主要分两类:一类为成年女性,迟发性,多为非过敏性;另一类为儿童肥胖性哮喘,一般为过敏性哮喘。肥胖性哮喘发病机制以 Th1 炎症为主,而非 Th2 炎症,气道炎症类型多为中性粒细胞炎症。

408 如何治疗肥胖性哮喘?

肥胖性哮喘一般不推荐降级治疗,同时需制订并执行减肥方案。注意鉴别因肥胖致体力活动受限或睡眠呼吸暂停综合征等导致的哮喘类似症状。因肥胖性哮喘治疗费用较高,对患者和家庭都有重要的影响,临床必须把它作为独特表型进行管理。

第4章 支气管扩张症

第一节 诊 断

409 什么是支气管扩张症?

支气管扩张症是由各种原因引起的支气管树的病理性、永久性扩张。导致反复发生化脓性感染的气道慢性炎症,临床表现为持续或反复性咳嗽、咳痰,有时伴有咯血,可导致呼吸功能障碍及慢性肺源性心脏病。

410 支气管扩张症有哪些主要症状?

咳嗽是最常见的症状($>90\%$),且多伴有咳痰($75\%\sim100\%$),痰液可为黏液性、黏液脓性或脓性。合并感染时咳嗽和咳痰量明显增多,可呈黄绿色脓痰,重症患者痰量可达每日数百毫升。收集痰液并于玻璃瓶中静置后可出现分层现象:上层为泡沫,下悬脓性成分;中层为混浊黏液;最下层为坏死沉淀组织。但目前这种典型的痰液分层表现较少见。$72\%\sim83\%$患者伴有呼吸困难,这与支管扩张的严重程度相关,且与 FEV_1 下降及高分辨率 CT 显示的支气管扩张程度和痰量相关。半数患者可出现不同程度的咯血,多与感染相关。咯血可从痰中带血至大量咯血,咯血量与病情严重程度、病变范围并不完全一致。约 1/3

的患者可出现非胸膜性胸痛。常伴有焦虑、发热、乏力、食欲缺乏、消瘦、贫血及生活质量下降。支气管扩张症常因感染导致急性加重。如果出现至少 1 种症状加重（痰量增加或脓性痰、呼吸困难加重、咳嗽增加、肺功能下降、疲劳乏力加重）或出现新症状（发热、胸膜炎、咯血，需要抗菌药物治疗），往往提示出现急性加重。

411 支气管扩张症的诊断标准是什么？

应根据既往病史、临床表现、体征及实验室检查等资料综合分析确定。胸部高分辨率 CT 是诊断支气管扩张症的主要手段。当成年人出现下述表现时需进行胸部高分辨率 CT 检查，以除外支气管扩张：持续排痰性咳嗽，且年龄较轻，症状持续多年，无吸烟史，每天均咳痰、咯血或痰中有铜绿假单胞菌定植；无法解释的咯血或无痰性咳嗽；"COPD"患者治疗反应不佳，下呼吸道感染不易恢复，反复急性加重且无吸烟史者。

412 什么是"干性支气管扩张症"？

部分支气管扩张症患者以反复咯血为唯一症状，临床上称为"干性支气管扩张症"。

413 支气管扩张症严重指数有什么意义？

支气管扩张症严重指数（the bronchiectasis severity index）包括高分辨 CT（HRCT score），肺功能（FEV_1），呼吸困难评分（medical research council dyspnea score），细菌定殖（bacterial colonisation, pseudomonas aeruginosa or other pathogenic bacteria），住院或急性加重（prior hospital admission and exacerbations），可用于预测未来急性加重、住院和死亡的风险，有助于支气管扩张症患者的管理。

414 支气管扩张症需要与哪些疾病相鉴别？

慢性咳嗽、咳痰为主要症状的支气管扩张症需要与慢性阻塞性肺疾病、肺结核、慢性肺脓肿等相鉴别。需要强调的是,典型的支气管扩张症患者肺功能检查出现不完全可逆气流受限时,不能诊断为慢性阻塞性肺疾病。反复咯血需要与支气管肺癌、结核病及循环系统疾病进行鉴别。

415 高分辨 CT 在支气管扩张症诊断中的地位如何？

胸部高分辨率 CT 扫描:可确诊支气管扩张症,但对轻度及早期支气管扩张症的诊断作用尚有争议。支气管扩张症的高分辨率 CT 主要表现为支气管内径与其伴行动脉直径比例的变化,正常值为 0.62 ± 0.13,老年人及吸烟者可能差异较大。此外,还可见到支气管呈柱状及囊状改变,气道壁增厚(支气管内径<80%外径)、黏液阻塞、树枝发芽征及马赛克征。当 CT 扫描层面与支气管平行时,扩张的支气管呈"双轨征"或"串珠"状改变;当扫描层面与支气管垂直时,扩张的支气管呈环形或厚壁环形透亮影,与伴行的肺动脉形成"印戒征";当多个囊状扩张的支气管彼此相邻时,则表现为"蜂窝"状改变;当远端支气管较近段扩张更明显且与扫描平面平行时,则呈槌状改变。根据 CT 所见支气管扩张症可分为 4 型,即柱状型、囊状型、静脉曲张型及混合型。支气管扩张症患者 CT 表现为肺动脉扩张时,提示肺动脉高压,是预后不良的重要预测因素。高分辨率 CT 检查通常不能区分已知原因的支气管扩张和不明原因的支气管扩张。但当存在某些特殊病因时,支气管扩张的分布和 CT 表现可能会对病因有提示作用,如 ABPA 的支气管扩张通常位于肺上部和中心部位,远端支气管通常正常。尽管高分辨率 CT 可

能提示某些特定疾病,但仍需要结合临床及实验室检查综合分析。高分辨率 CT 显示的支气管扩张的严重程度与肺功能气流阻塞程度相关。支气管扩张症患者通常无须定期复查高分辨率 CT,但体液免疫功能缺陷的支气管扩张症患者应定期复查,以评价疾病的进展程度。

第二节　管　理

416　支气管扩张症的管理原则是什么?

作为一种持续进展并会导致肺功能受损的慢性气道炎症性疾病,支气管扩张症不应局限于对症治疗,其治疗目的应包括:确定并治疗潜在病因以阻止疾病进展,维持或改善肺功能,减少急性加重,减少日间症状以改善生活质量。

417　支气管扩张症有哪些药物治疗措施?

包括抗菌药物和非抗菌药物,如祛痰药、支气管扩张药、吸入激素等。

418　支气管扩张症有哪些非药物治疗措施?

包括排痰和吸气肌锻炼。

419 **如何根据气管扩张的病变部位选择引流体位?**

病变部位		引流体位
肺叶	肺段	
右上	1	坐位
	2	左侧俯卧位,右前胸距床面 45°
	3	仰卧,右侧后背垫高 30°
左上	1+2	坐位,上身略向前、向右倾斜
	3	仰卧,左侧后背垫高 30°
	4,5	仰卧,左侧后背垫高 45°,臀部垫高或将床足抬高
右中	4,5	仰卧,右侧后背垫高 45°,臀部垫高或将床足抬高
双肺	6	俯卧,腹部垫高,或将床足抬高,可取膝胸卧位
	8	仰卧,臀部垫高,或将床足抬高
下叶	9	健侧卧位,健侧腰部垫高,将床足抬高
	10	俯卧,下腹垫高,或将床足抬高,也可取膝胸卧位
	7(右)	斜仰卧位,左背距床面 30°,抬高床足

 420 **支气管扩张症患者如何排痰?**

　　支气管扩张症患者气道内持续存在化脓性炎症,主动促进痰液排出、保持气道通畅是支气管扩张症患者长期治疗的重要环节。可单独或联合应用体位引流、振动拍击、主动呼吸训练、雾化吸入盐水、胸壁高频振荡技术等祛痰技术促进痰液排出,每日 1~2 次,每次持续时间不应超过 20~30 分钟,急性加重期可酌情调整持续时间和频度。也可配合使用祛痰药,如氯化铵、溴己新、溴环己胺醇(盐酸氨溴索)、乙酰半胱氨酸、羧甲司坦等或吸入高渗药物,如高张盐水,促进排痰。

421 支气管扩张症患者非药物治疗有哪些方法?

加强锻炼、改善营养可增强体质;接种流感疫苗、肺炎疫苗可减少急性加重次数;免疫调节,如气管炎疫苗、卡介苗提取素的应用可能对支气管扩张症的感染预防也有效。

422 抗生素在支气管扩张症管理中的地位如何?

支气管扩张症患者出现急性加重合并局部症状恶化[咳嗽、痰量增加或性质改变、脓痰增加和(或)喘息、气急、咯血]和(或)出现发热等全身症状时应考虑应用抗菌药物。急性加重一般是由定植菌群引起,最常分离出的细菌为流感嗜血杆菌 b 和铜绿假单胞菌。应当定期评估患者支气管细菌定植状况,根据有无铜绿假单胞菌感染的危险选择抗菌药物。若有 1 种以上的病原菌,应尽可能选择能覆盖所有致病菌的抗菌药物。若因耐药无法单用 1 种药物,可联合用药。急性加重期抗菌药物治疗疗程应为 14 天。采用抗菌药物轮换策略有助于减轻细菌耐药,尚无有效证据支持支气管扩张症稳定期患者长期口服或吸入抗菌药物。

423 支气管扩张药在支气管扩张症管理中的地位如何?

由于支气管扩张症患者常常合并气流阻塞及气道高反应性,因此经常使用支气管扩张药,但目前并无确切依据。合并气流阻塞的患者应进行支气管舒张试验评价气道对 β 受体激动药或抗胆碱能药的反应性,以指导治疗;不推荐常规应用甲基黄嘌呤类药物。

424 **吸入激素在支气管扩张症管理中的地位如何？**

慢性气道炎症是支气管扩张症重要的发病机制。吸入糖皮质激素可拮抗气道慢性炎症，减少痰量，改善生活质量，对铜绿假单胞菌定植者改善更为明显，但对肺功能及急性加重次数并无影响。

425 **什么时候考虑外科手术治疗支气管扩张症？**

手术适应证包括：①积极药物治疗仍然难以控制症状；②大咯血危及生命或经药物、介入治疗无效者；③局限支气管扩张，术后至少能保留 10 个肺段。

手术的相对禁忌证为非柱状支气管扩张、痰培养出铜绿假单胞菌、切除术后残余病变及非局限性病变。

426 **患者教育对支气管扩张症管理有何帮助？**

患者教育管理的主要内容是使其了解支气管扩张症的特征并及早发现急性加重；还应向其介绍支气管扩张症治疗的主要手段，包括排痰技术、药物治疗及感染控制，并制订个性化的随访及监测方案；还应向其解释痰检的重要性；不建议患者自备抗菌药进行自行治疗。

427 **支气管扩张症患者发生咯血时该如何评估及处理？**

大咯血时首先应保证气道通畅，改善氧合、稳定血流动力学状态。垂体后叶素可作为治疗大咯血的首选药物，也可选用氨基己酸、氨甲苯酸等凝血药或普鲁卡因、酚妥拉明等血管扩张药。支气管动脉栓塞术和(或)手术是大咯血的一线治疗手段。

第5章　慢性咳嗽

428　什么是慢性咳嗽？

咳嗽通常按时间分为3类：急性咳嗽、亚急性咳嗽和慢性咳嗽。急性咳嗽＜3周，亚急性咳嗽为3～8周，慢性咳嗽＞8周。慢性咳嗽通常根据胸部X线检查有无异常分为2类：一类为胸部X线片有明确病变者，如肺炎、肺结核、支气管肺癌等；另一类为胸部X线片无明显异常，以咳嗽为主要或唯一症状者，即通常所说的慢性咳嗽。

429　咳嗽的并发症有哪些？

咳嗽常可引起心血管、呼吸、消化、神经、泌尿生殖、骨骼肌肉等多个系统的并发症。

（1）心血管系统：心律失常、心动过速、血管破裂出血。

（2）呼吸系统：气胸、纵隔气肿、皮下气肿、原有肺部基础疾病加重、气管或支气管损伤。

（3）消化系统：疝气、气腹、胃食管反流、食管-贲门黏膜撕裂综合征。

（4）神经系统：焦虑、失眠、咳嗽-晕厥综合征。

（5）泌尿生殖系统：子宫脱垂、尿失禁、膀胱和尿道膨出。

（6）骨骼肌：肌肉损伤、膈肌或腹直肌撕裂、骨折。

430　关于咳嗽,有哪些评价方法?

咳嗽的评估主要包括咳嗽症状评估、咳嗽生活质量测评、咳嗽监测、咳嗽敏感性检测和气道炎症评估等,有助于病情评估及疗效观察。

431　什么是咳嗽症状评估?

主要包括视觉模拟评分(VAS 评分)和咳嗽症状积分。VAS评分:由患者根据自己的感受在标记 0～10cm 的直线上划记相应刻度以表示咳嗽的程度,也可采用 0～100mm 标记。与咳嗽症状积分相比,VAS 的评分等级划分更细,有助于治疗前后的纵向比较。咳嗽症状积分:采用咳嗽症状积分表进行相对量化的症状评分,用于咳嗽程度和疗效的临床评定。咳嗽症状积分表分为日间积分和夜间积分两部分,每部分均按照不同轻重程度分为 0～5分 6 个等级,不同级别之间不容易区分。

432　什么是咳嗽生活质量测评?

针对咳嗽的专用量表主要为慢性咳嗽影响问卷(CCIQ)、咳嗽专用生活质量问卷(CQLQ)、莱切斯特咳嗽问卷(LCQ)。2015年中国咳嗽的诊断和治疗指南推荐采用中文版 LCQ 对咳嗽相关生活质量进行评估。

433　什么是咳嗽监测?

咳嗽监测是指对患者一定时间内发生的咳嗽频次、强度及其特征所进行的客观记录和分析。记录咳嗽的产生,可以从咳嗽声音、肌电信号、腹肌动度、呼气流量、胸腔压力变化等不同方面进行。咳嗽监测分为限制性监测(固定环境监测)和非限制性监测(便携式)。国内尚无此类仪器,临床应用受限。

434 什么是咳嗽敏感性检查？

通过雾化方式使受试者吸入一定量的刺激物气溶胶颗粒（常用辣椒素），刺激相应的咳嗽感受器而诱发咳嗽，并以 C2（诱发产生 2 次或以上咳嗽的最低刺激物浓度）或 C5（诱发产生 5 次或以上咳嗽的最低刺激物浓度）作为咳嗽敏感性的指标。咳嗽敏感性增高是慢性咳嗽的重要特征。

435 慢性咳嗽的常见病因有哪些？

慢性咳嗽的常见病因有咳嗽变异性哮喘（cough variant asthma，CVA），嗜酸性粒细胞性支气管炎（esoinophilic bronchitis，EB）、胃食管反流性咳嗽（gastroesophageal reflux-related chronic cough，GERC）、上气道咳嗽综合征（upper airway cough syndrome，UACS）、变应性咳嗽（atopic cough，AC）。

436 成年人和儿童慢性咳嗽的病因分布有什么不同？

儿童慢性咳嗽定义与成年人有所不同，通常将咳嗽时间＞4周，并以咳嗽为主要或唯一的临床表现、胸部 X 线未见明显异常者称之为慢性咳嗽。成年人慢性咳嗽的常见病因是嗜酸性粒细胞性支气管炎、胃食管反流性咳嗽、咳嗽变异性哮喘、上气道咳嗽综合征和变应性咳嗽。儿童慢性咳嗽病因分布和成年人有所不同，且随不同年龄段而有所变化。

根据 2013 年《中国儿童慢性咳嗽诊断与治疗指南》，婴幼儿期及学龄前期（0—6 岁）儿童慢性咳嗽的常见病因为呼吸道感染、感染后咳嗽、咳嗽变异性哮喘、上气道咳嗽综合征、迁延性细菌性支气管炎、胃食管反流等。学龄期（＞6 岁至青春期）儿童慢性咳嗽的常见病因为咳嗽变异性哮喘、上气道咳嗽综合征、心因性咳嗽等。其中新生儿和婴幼儿需警惕先天性疾病,如原发性纤毛不动综合征、气管软化、开口异常、大血管畸形等。<3 岁的幼儿慢性咳嗽首要原因为呼吸道感染相关疾病。1－3 岁幼儿慢性咳嗽应注意气道异物可能。3 岁以后包括哮喘在内的变应性疾病引起的咳嗽逐渐成为常见原因。成年人常见的鼻后滴流综合征、咳嗽变异性哮喘均不是婴幼儿慢性咳嗽的常见原因。学龄期儿童慢性咳嗽应考虑咳嗽变异性哮喘、上气道咳嗽综合征的可能。作为成年人慢性咳嗽常见病因之一的嗜酸性粒细胞性支气管炎在儿童罕有报道。

437　如何诊断上气道咳嗽综合征/鼻后滴流综合征?

由于鼻部疾病引起分泌物倒流鼻后和咽喉等部位,直接或间接刺激咳嗽感受器,导致以咳嗽为主要表现的临床综合征称鼻后滴流综合征(postnasal drip syndrome,PNDS)。目前暂不明确鼻部疾病引起咳嗽的机制为分泌物鼻后滴流所致,还是局部炎症直接刺激咳嗽感受器所致,故 2006 年美国咳嗽诊治指南建议用上气道咳嗽综合征(UACS)替代 PNDS。UACS 是指引起咳嗽的各种鼻、咽、喉疾病的总称。

临床症状:UACS/PNDS 多伴咳嗽,以日间为主,入睡后减轻。除咳嗽、咳痰外,还可有鼻塞、鼻腔分泌物增加、咽痒、频繁清嗓、咽后黏液附着、咳嗽和声嘶等。

体格检查:变应性鼻炎的鼻黏膜主要表现为苍白或水肿,鼻道及鼻腔底可见清涕或黏涕。非变应性鼻炎的鼻黏膜多表现为肥厚或充血样改变,典型改变为口咽部黏膜呈鹅卵石样改变、咽部黏液附着。

诊断标准:UACS/PNDS 是引起慢性咳嗽最常见病因之一,其基础疾病为鼻咽部疾病,如鼻炎、鼻窦炎、慢性咽喉炎、慢性扁桃体炎等,需在针对性治疗或经验治疗有效后确认。目前推荐的

UACS/PNDS 诊断标准:①发作性或持续性咳嗽,以白天为主,入睡后较少;②有鼻部和(或)咽喉疾病的临床表现和病史;③辅助检查支持鼻部和(或)咽喉疾病的诊断;④针对病因治疗后咳嗽可缓解。

438 怀疑上气道咳嗽综合征/鼻后滴流综合征应做哪些检验检查?

导致 UACS/PNDS 的基础疾病包括变应性鼻炎、血管运动性鼻炎、嗜酸性粒细胞增多性非变应性鼻炎、感染性鼻炎等。慢性咳嗽患者应首先行胸部 X 线片检查,若胸部 X 线片正常,怀疑 UACS/PNDS 者应行鼻咽镜检查,镜下若见咽后壁附着、鹅卵石样观等典型表现有诊断意义。怀疑鼻窦炎时,首选 CT 检查,必要时行鼻内镜、变应原和免疫学检查等。若考虑为变应性鼻炎,可行变应原皮肤试验和血清变应原特异性 IgE 检测,必要时可行鼻变应原激发试验和鼻分泌物细胞学检查。

439 如何治疗上气道咳嗽综合征/鼻后滴流综合征?

UACS/PNDS 治疗的选择取决于基础疾病。总体治疗原则为避免诱因、清除或减少炎性反应或分泌物、修复异常组织结构及必要时抗感染治疗。

病因治疗如下。①变应性鼻炎:变应性鼻炎患者通过改善环境、避免接触变应原为最有效的治疗方案。针对性药物治疗首选鼻腔吸入糖皮质激素,如布地奈德、丙酸氟替卡松等和口服抗组胺药,如氯雷他定等。第二代口服抗组胺药优于第一代抗组胺药,嗜睡等不良反应较少。白三烯拮抗药治疗变应性鼻炎有效。常规药物治疗效果不佳的变应性鼻炎,若有明确的变应原,特异性变应原免疫治疗可能有效,但仍有争议。②血管运动性鼻炎:可选择第一代抗组胺药/抗致敏药(如马来酸溴苯那敏联合伪麻黄碱)、异丙托溴铵鼻腔喷雾治疗。鼻用糖皮质激素对血管运动性鼻炎的疗效尚不确切。③细菌性鼻窦炎:细菌性鼻窦炎多为混合感染,常见致病菌为金黄色葡萄球菌或表皮葡萄球菌、肺炎链球菌、厌氧菌等,抗感染是最重要治疗措施。抗菌谱应覆盖革兰阳性菌、革兰阴性菌及厌氧菌,急性发作者不少于 2 周,慢性者建议酌情延长使用时间。应用抗生素之前应行细菌培养与药敏试验。常用药物为阿莫西林克拉维酸、头孢菌素类或喹诺酮类等。单用抗生素治疗效果往往并不理想,特别是合并过敏因素时,常需联合鼻吸入糖皮质激素、抗组胺药、减充血药、黏液溶解药等治疗。对于合并鼻息肉的慢性鼻窦炎患者,建议口服激素序贯局部鼻吸入激素治疗。内科治疗效果不佳时,可考虑行经鼻内镜手术治疗。④上呼吸道感染:可选择第一代抗组胺药/抗致敏药(如马来酸溴苯那敏联合伪麻黄碱)进行治疗,能有效缓解上呼吸道感染患者的咳嗽症状;第二代抗组胺药对普通感冒引起的咳嗽无效,不建议使用。⑤变应性真菌性鼻窦炎:首选手术清除过敏真菌黏液,功能性鼻内镜手术为首选。不建议使用糖皮质激素治疗及全身使用抗真菌药,局部抗真菌药有一定效果。值得强调的是,上述用药请勿自行长期使用,特别是含麻黄碱类及糖皮质激素类药物,具体疗程及用法应在专科医师指导下使用。

440 嗜酸性粒细胞性支气管炎的定义和诊断标准是什么?

嗜酸性粒细胞性支气管炎(EB)是一种以气道嗜酸性粒细胞浸润为特征的疾病。其临床表现为慢性刺激性干咳或咳少许黏痰,痰嗜酸性粒细胞增高,糖皮质激素治疗效果良好,但气道炎症范围较局限,患者肺通气功能和呼气峰流速变异率正常,无气道高反应。

EB 的诊断必须结合病史、诱导痰(或支气管灌洗液)嗜酸性粒细胞计数、气道反应性测定和激素治疗有效等综合判断。临床诊断标准如下:①慢性咳嗽,表现为刺激性干咳或伴少量黏痰;②胸部 X 线片正常;③肺通气功能正常,无气道高反应性,呼气峰流速平均周变异率正常;④痰细胞学检查嗜酸粒细胞比例＞2.5％;⑤排除其他嗜酸性粒细胞增多性疾病;⑥口服或吸入糖皮质激素有效。

441 怀疑嗜酸性粒细胞性支气管炎应做哪些检查?

怀疑 EB 推荐行以下检查。①血常规:大部分 EB 患者外周血象正常,少数患者嗜酸性粒细胞比例及绝对计数轻度升高,而除了急性嗜酸性粒细胞肺炎外,肺嗜酸性粒细胞浸润症的外周血嗜酸性粒细胞比例通常高达 10％～40％。②肺通气功能、支气管舒张试验、气道峰流速:不同于咳嗽变异性哮喘或慢性阻塞性肺疾病,EB 患者肺通气功能正常,支气管舒张试验阴性,气道峰流速变异率正常。③诱导痰细胞学检查:EB 患者诱导痰嗜酸性粒细胞升高,多数在 10％～20％,个别患者可高达 60％以上,必要时可行纤维支气管镜进行支气管灌洗液细胞学检查。④呼出气一氧化氮(FeNO):FeNO 是反映气道炎症的一种无创方法,EB 患者的 FeNO 水平升高。FeNO 增高(FeNO＞32ppb)提示嗜酸性粒细胞性相关慢性咳嗽(如 EB 或 CVA)。⑤胸部 X 线片或 CT:EB 患者胸部 X 线片或 CT 无异常表现。

442 如何治疗嗜酸性粒细胞性支气管炎?

EB 对糖皮质激素治疗反应良好,建议首选 ICS 治疗:倍氯米松每次 250～500μg 或等效剂量的其他吸入型糖皮质激素治疗,每日 2 次,持续应用 8 周以上。个别严重病例也可加用泼尼松口服。初始治疗可联合应用泼尼松口服每天 10～20mg,持续 3～5天。如果小剂量糖皮质激素无效,应注意是否存在嗜酸性粒细胞增多有关的全身性疾病,如嗜酸细胞增多综合征、嗜酸性肉芽肿性多血管炎等。

如何诊断胃食管反流性咳嗽？

因胃酸和其他胃或十二指肠内容物反流进入食管,导致以慢性咳嗽为突出表现的临床综合征,称为胃食管反流性咳嗽(GERC),属于胃食管反流的一种特殊类型,是慢性咳嗽的常见原因。

除咳嗽外,还伴有胸骨后烧灼感、反酸、嗳气等典型的反流症状,也可出现咽部异物感、咽喉痛、声嘶等食管外症状。临床上不少患者以咳嗽为唯一临床表现,缺乏典型反流症状。GERC 诊断标准如下：

(1)慢性咳嗽,以白天咳嗽为主。

(2)24 小时食管 pH-多通道阻抗监测 DeMeester 积分≥12.70 和(或)SAP≥80%。症状指数≥45% 可用于 GERC 的诊断,但需要注意,少部分合并或以非酸反流(如胆汁反流)为主的患者,其食管 pH 监测结果未必异常。食管 pH 监测联合腔内阻抗能识别包括非酸反流在内的所有胃食管反流,是目前最灵敏可靠的 GERC 诊断手段。

(3)抗反流治疗后咳嗽明显减轻或消失。抗反流治疗有效是诊断 GERC 最重要的标准,但抗反流治疗无效并不能完全排除 GERC 的存在,因为可能与治疗力度不足、非酸性反流等情况有关。

对于没有条件进行 24 小时食管 pH-多通道阻抗监测的慢性咳嗽患者,如果其具有：①患者有明显的进食相关性咳嗽,如餐后咳嗽、进食咳嗽等。②患者伴有典型的胸骨后烧灼感、反酸等反流症状或胃食管反流病问卷(GerdQ)≥8 分。③排除 CVA、UACS、EB 等慢性咳嗽的常见原因,或按这些疾病治疗效果不佳等特征时应考虑 GERC 的可能,可进行诊断性治疗。推荐采用PPI 试验：服用标准剂量质子泵抑制药(如奥美拉唑 20～40mg,2

次/日），诊断性治疗时间不少于 2 周。抗反流治疗后咳嗽消失或显著缓解，可以临床诊断 GERC。相比于 24 小时食管 pH-多通道阻抗监测等检查更经济简单，但特异性较低。

444 怀疑胃食管反流性咳嗽应做哪些检查？

慢性咳嗽患者，应首先行胸部 X 线片检查，若胸部 X 线片未见明显异常且存在典型或频发的反流症状，如反酸、胸骨后烧灼感、进食相关咳嗽时，应首选考虑 GERC 可能。怀疑 GERC 时，首选行食管 24 小时 pH 监测观察反流情况及咳嗽与症状相关概率（SAP），其诊断 GERC 敏感性和特异性分别为 89% 和 100%。因食管 24 小时 pH 监测可能会存在假阴性结果。若食管 24 小时 pH 监测结果阴性，但临床仍考虑 GERC 可能者，可行胆汁反流测定、食管压力测定、腔内阻抗监测、内镜检查、钡剂等检查以明确。

445 如何治疗胃食管反流性咳嗽？

GERC 的治疗主要包括以下几个方面。①调整生活饮食习惯：体重超重患者应减肥；少食多餐，避免过饱和睡前进食；避免进食酸性、辛辣和油腻食物，如洋葱、大蒜、辣椒、酸性饮料等；避免进食可引发食管下端括约肌松弛的食物，饮用咖啡、坚果、巧克力等；忌烟酒，避免剧烈运动。②抗酸药治疗：抗酸药治疗是GERC 的标准治疗。常选用质子泵抑制药（如奥美拉唑、兰索拉唑、雷贝拉唑及埃索美拉唑等）或 H_2 受体拮抗药（雷尼替丁、西咪替丁等），其中质子泵抑制药的治疗效果优于 H_2 受体拮抗药。③促胃动力药：大部分 GERC 患者有食管运动功能障碍，建议在抗酸药的基础上联合促胃动力药，如多潘立酮、莫沙必利等，以加速胃排空，防止食物反流。④手术治疗或内镜治疗：经上述治疗效果欠佳时，应考虑治疗药物的剂量及疗程是否足够，或是否存在复合病因。若采用足够的强度和疗程治疗，咳嗽仍未见明显好转，且临床相关检查未提示合并其他病因时，可考虑采取抗反流手术治疗(主要为经腹腔镜胃底黏膜折叠术)或内镜治疗。建议在严格抗反流内科治疗后,咳嗽仍不能缓解,严重影响患者生活质量,24 小时食管 pH-多通道阻抗监测结果显示仍然存在严重的反流,方考虑手术治疗。

446　如何诊断变应性咳嗽?

定义:临床上某些慢性咳嗽患者,具有一些特应质的因素,痰嗜酸性粒细胞正常,无气道高反应性,抗组胺药及糖皮质激素治疗有效,但不能诊断为支气管哮喘、变应性鼻炎或嗜酸性粒细胞性支气管炎(EB),将此类咳嗽定义为变应性咳嗽。

临床表现:刺激性干咳,多为阵发性,白天或夜间均可咳嗽,油烟、灰尘、冷空气、讲话等容易诱发咳嗽,常伴有咽喉痒。通气功能正常,诱导痰细胞学检查嗜酸性粒细胞比例不高。

诊断标准:目前尚无公认标准,我国 2015 年《咳嗽的诊断和治疗指南》推荐以下诊断标准。

(1)慢性咳嗽,多为刺激性干咳。

(2)肺通气功能正常,支气管激发试验阴性。

(3)诱导痰嗜酸性粒细胞不增高。

(4)具有下列指征之一:①有过敏性疾病史或过敏物质接触史;②变应原皮试阳性;③血清总 IgE 或特异 IgE 增高。

(5)糖皮质激素或抗组胺药治疗有效。

447　如何治疗变应性咳嗽?

糖皮质激素或抗组胺药治疗有效。抗组胺药治疗对 60% 左右的变应性咳嗽有效,常用抗组胺药有氯雷他定、西替利嗪、氮䓬司汀等。临床治疗中往往需要加用糖皮质激素治疗,首选吸入糖皮质激素治疗,疗程 4 周以上,初始治疗可短期口服糖皮质激素3~5 天。对于咳嗽剧烈或不适合吸入糖皮质激素者,短期小剂量口服泼尼松有助于快速控制症状。

448 除常见病因外,不明原因慢性咳嗽还有哪些其他原因?

慢性咳嗽还有一些次常见病因,如慢性支气管炎、支气管扩张症、气管-支气管结核、ACEI 诱发的咳嗽、支气管肺癌、间质性肺疾病和左心功能不全等及其他少见病因,如心因性咳嗽、支气管结石症、骨化性支气管病、纵隔肿瘤等。

449 如何诊断心因性咳嗽?

定义:心因性咳嗽是指由于患者严重心理问题或有意清喉引起,又称为习惯性咳嗽、心理性咳嗽。小儿相对常见。

临床表现:日间咳嗽,专注于某一事物或夜间休息时咳嗽消失,常伴有焦虑症状。

诊断标准:主要为排他性诊断,缺乏特异性诊断标准,排除其他导致咳嗽的器质性病变后才能考虑此诊断。

450 如何治疗心因性咳嗽?

儿童主要治疗方法是暗示治疗,可以在短期内应用镇咳药辅助治疗。对年龄大的患儿可辅以心理治疗或精神干预治疗,适当应用抗焦虑药。注意与抽动秽语综合征鉴别。

451 什么是耳源性咳嗽?

2%～4% 的人具有迷走神经耳支。当这部分人中耳发生病变时,迷走神经受到刺激就会引起慢性咳嗽。耳源性咳嗽是儿童慢性咳嗽的一个少见原因。

452　如何治疗耳源性咳嗽？

主要治疗为去除病因，专科治疗中耳病变为主，注意异丙嗪禁用于 2 岁以内儿童镇咳。

453　哪些药物可以引起咳嗽？

引起咳嗽的药物较多，主要有以下 13 类：①血管紧张素转化酶抑制药。②抗心律失常药，如胺碘酮、普鲁卡因胺、丙吡胺等。③降压利尿药，如氢氯噻嗪、戊氟噻嗪、美卡拉明（美加明）、三氯噻嗪等。④β受体阻滞药，如普萘洛尔。⑤抗生素，如呋喃妥因、磺胺类、青霉素、红霉素类、对氨基水杨酸、四环素类、喹诺酮类、利福平、异烟肼、吡喹酮等。⑥抗肿瘤药及免疫抑制药，如细胞毒药（博来霉素、丝裂霉素、新制癌菌素）、烷化剂（白消安、环磷酰胺、美法仑、苯丁酸氮芥、卡莫司汀、洛莫司汀、甲基洛莫司汀）、长春碱、抗代谢类药（甲氨蝶呤、阿糖胞苷、硫唑嘌呤）。⑦抗凝血药，如肝素、华法林等。⑧麻醉药，如利多卡因、芬太尼等。⑨金制剂。⑩抗癫痫药，如卡马西平。⑪抗变态反应药，如色甘酸钠。⑫抗精神病药，如氯丙嗪、氟哌啶醇、阿米替林等。⑬中药制剂，如万年青、乌龙散等。由于药源性咳嗽可以由多种药物引起，且表现无典型特征，早期难以发现。临床医师可通过详细了解患者的病史、用药史及既往史、影像学检查、生化检验和病理学检查，发现可能引起咳嗽的药物。停药后咳嗽减轻或消失，再次用药后咳嗽重新出现可提示药源性咳嗽。一般在停药或减少药量后，咳嗽可以减轻，症状重者可予糖皮质激素缓解症状。

454　高血压患者使用 ACEI 后出现慢性咳嗽如何处理？

咳嗽是服用 ACEI 类降压药物的常见不良反应，发生率为

10％～30％,占慢性咳嗽病因的 1％～3％。停用 ACEI 后咳嗽缓解可以确诊。ACEI 所致咳嗽的主要临床表现为阵发性干咳,或伴有少许白痰的咳嗽,最早可出现在服药后 1 天,但多出现在服药后 1 周左右,伴有咽干,或胸骨上切迹后的痒感,多在夜间或平卧位时加重,影响睡眠,部分患者接触下颈的侧面或前面时咳嗽加重。气哽和呕吐是咳嗽时最多的伴随症状。此外,由于剧烈咳嗽,还可能出现尿失禁。咳嗽的发生较隐袭,大部分患者回忆咳嗽发生在服药之后,也有少部分患者的咳嗽是发生在一次上呼吸道感染后,其他症状消失了而咳嗽持续存在。女性和不吸烟者服用 ACEI 后更容易引起咳嗽。临床查体、胸部 X 线片和肺功能检查时多无异常发现。治疗措施:ACEI 引起的咳嗽在停药后可逐渐减轻,一般 4 周内可恢复正常,可用血管紧张素 Ⅱ 受体拮抗药替代 ACEI 类药,不需要药物治疗。如果咳嗽症状较严重,口服吲哚美辛(消炎痛)、舒林酸(sulindac)、吡考他胺、硫酸亚铁、氨茶碱或吸入糖皮质激素、色甘酸钠都可以明显减轻症状。在不停用 ACEI 的情况下加用异丙嗪 12.5～25mg/d,也可缓解咳嗽。

455 若因条件受限无法行相关辅助检查,如何经验性治疗不明原因慢性咳嗽?

慢性咳嗽的经验性治疗是指在病因诊断不确定的情况下,根据病情和可能的诊断给予相应的治疗措施,通过治疗反应来确立或排除诊断。主要应遵循以下 6 条原则:①首先针对慢性咳嗽的常见病因进行治疗。国内外研究结果显示,慢性咳嗽的常见病因为 CVA、UACS/PNDS、EB 和 GERC 等。②根据病史推测可能的慢性咳嗽病因。如患者的主要表现为夜间刺激性咳嗽,则可先按 CVA 治疗;咳嗽伴有明显反酸、嗳气者则考虑按 GERC 治疗;如感冒后继发咳嗽迁延不愈,可按感染后咳嗽进行处理。咳嗽伴流涕、鼻塞、鼻痒、频繁清喉、鼻后滴流感者,先按 UACS/PNDS进行治疗。③推荐使用覆盖范围较广、价格适中的复方制剂进行经验治疗，如美敏伪麻溶液、复方甲氧那明等，这些制剂对 UACS/PNDS、变应性咳嗽、感染后咳嗽等均有一定的治疗作用。怀疑 CVA 及 EB 者，可先口服 3～5 天激素治疗，症状缓解后改用糖皮质激素或联合 β_2 受体激动药治疗。④咳嗽、咳脓痰或流脓鼻涕者可用抗生素治疗。多数慢性咳嗽病因与感染病因无关，经验治疗时应避免滥用抗生素。⑤UACS 或 PNDS、CVA、EB 的经验性治疗常为 1～2 周，GERC 至少 2～4 周。口服糖皮质激素一般不超过 1 周。经验治疗有效者，继续按相应咳嗽病因的标准化治疗方案进行治疗。⑥经验性治疗无效者，应及时到有条件的医院进行相关检查明确病因。密切随访，避免漏诊早期支气管恶性肿瘤、结核和其他肺部疾病。

456 胸部 X 线片异常的慢性咳嗽常见病因是什么？

慢性咳嗽病因较多，通常根据胸部 X 线检查有无异常分为 2 类：一类为胸部 X 线片有明确病变者，如肺炎、肺结核、支气管肺癌等；另一类为胸部 X 线片无明显异常，以咳嗽为主或唯一症状者，即通常所说的不明原因慢性咳嗽（简称慢性咳嗽）。胸部 X 线片异常的慢性咳嗽的常见病因主要为慢性支气管炎、支气管扩张症、肺结核、肺部肿瘤等。

457 如何诊断气管-支气管结核引起的慢性咳嗽？

气管-支气管结核在慢性咳嗽病因中所占的比例尚不清楚，但在国内并不罕见，多数合并肺内结核，也有不少患者仅表现为单纯性支气管结核，其主要临床症状为慢性咳嗽，可伴有低热、盗汗、消瘦等结核中毒症状，有些患者咳嗽是其唯一的临床表现，查体有时可闻及局限性吸气期干啰音。胸部 X 线片无明显异常改变，临床上容易误诊或漏诊。

对怀疑气管-支气管结核的患者应首先进行痰涂片查找抗酸杆菌。部分患者结核杆菌培养可阳性。胸部 X 线片的直接征象不多,可见气管、主支气管的管壁增厚、管腔狭窄或阻塞等病变。CT 特别是高分辨率 CT 显示支气管病变征象较胸部 X 线片更为敏感,尤其能显示叶以下支气管的病变,可以间接提示诊断。支气管镜是确诊气管-支气管结核的主要手段,镜下常规刷检和组织活检阳性率高。

458 气管-支气管结核引起的慢性咳嗽如何治疗?

气管-支气管结核的治疗主要为全身抗结核治疗。治疗原则为早期、规律、全程、适量、联合,疗程至少半年以上。常用抗结核药有异烟肼、利福平、乙胺丁醇、吡嗪酰胺、链霉素等。在有效抗结核的基础上早期应用糖皮质激素有可能减轻支气管狭窄,但存在争议。对于常规治疗效果不佳者、临床症状明显者,可选择支气管镜下局部治疗,如病变支气管黏膜定点注药、病变支气管药物灌洗、激光治疗、球囊扩张等。对于管腔狭窄合并严重呼吸困难、毁损肺、支气管扩张等可考虑行手术治疗,可选择性支气管成形术、肺叶切除术等。

459 慢性支气管炎引起的慢性咳嗽的临床特征有哪些?

定义:咳嗽、咳痰连续 2 年以上,每年累积或持续超过 3 个月,并排除其他引起慢性咳嗽的病因。咳嗽、咳痰一般晨间明显,咳白色泡沫痰或黏液痰,加重期亦有夜间咳嗽。由于目前慢性支气管炎的诊断中缺乏客观的标准,临床上很多其他病因引起的慢性咳嗽患者常被误诊为慢性支气管炎。

460 慢性支气管炎引起的慢性咳嗽如何治疗？

（1）急性加重期：①控制感染：一般口服抗生素，病情严重时静脉给药。如左氧氟沙星、罗红霉素、阿莫西林、头孢呋辛等。②镇咳祛痰：可试用复方甘草合剂、溴己新、盐酸氨溴索、桃金娘油等。③平喘药：有气喘者可加用支气管扩张药，如氨茶碱或茶碱控释剂。

（2）缓解期：①戒烟，避免吸入有害气体或颗粒。②增强体质，预防感冒。③反复呼吸道感染者可试用免疫调节剂或中医中药，如流感疫苗、肺炎疫苗、卡介菌多糖核酸、胸腺肽等，部分患者可见效。

461 间质性肺疾病引起的慢性咳嗽的临床特征有哪些及如何诊治？

间质性肺疾病（ILD）最常见的症状是进行性加重的呼吸困难，其次为咳嗽。咳嗽多为持续性干咳，少数有咯血、胸痛和喘鸣。如果患者还有全身症状，如发热、盗汗、乏力、消瘦、皮疹、肌肉关节疼痛、肿胀、口干、眼干等，通常提示可能存在结缔组织病。ILD患者双肺底可闻及吸气末细小的干性爆裂音或Velcro啰音，ILD晚期患者可见发绀、槌状指、肺源性心脏病体征。目前ILD缺乏明确诊断标准，通常是临床-影像-病理共同确诊，其中高分辨率CT有助于诊断早期间质性肺炎。ILD治疗需根据其类型而定，部分类型的ILD患者对糖皮质激素敏感，口服糖皮质激素能降低咳嗽敏感性和改善咳嗽症状，如结节病、结缔组织病相关性间质性肺炎（CTD-ILD）、非特异性间质性肺炎（NSIP）等。特发性肺纤维化（IPF）患者不推荐使用糖皮质激素，可应用吡非尼酮、尼达尼布等抗纤维化药物治疗。

462 肺癌引起的慢性咳嗽有哪些临床特征？

支气管肺癌初期症状轻微且不典型，容易被忽视。咳嗽常为中心型肺癌的早期症状，常为无痰或少痰，早期普通 X 线检查常无异常，故容易漏诊、误诊。当肿瘤引起支气管狭窄后可加重咳嗽，多为持续性，呈高调金属音性咳嗽或刺激性呛咳。可有大量黏液痰，伴发感染时，痰量增加，呈黏液脓性痰。因此在详细询问病史后，对有长期吸烟史，出现刺激性干咳、痰中带血、胸痛、消瘦等症状或原有咳嗽性质发生改变的患者，应高度怀疑肺癌的可能，进一步进行影像学检查和支气管镜检查。

肺癌的诊断依据临床表现、影像学检查等，确诊依赖于病理。

463 如何缓解肺癌患者的咳嗽症状？

①积极治疗肺癌，明确支气管管腔情况，若肺癌为管内生长型，可行支气管镜下介入治疗，通畅支气管，减少肿物局部的支气管刺激症状；②轻度咳嗽患者无需特别处理，咳嗽频繁者可适当应用镇咳药；③改善饮食以缓解症状：可使用清肺镇咳食物，如川贝、雪梨等；④提供舒适的环境及生活氛围来缓解咳嗽症状。

464 心功能不全引起的慢性咳嗽的临床特征有哪些及如何诊治？

(1)临床特征：心功能不全引起的肺部症状，不仅包括咳嗽，还表现为呼吸困难，如劳力性呼吸困难、端坐呼吸、阵发性夜间呼吸困难等，可有倦怠、乏力、运动耐量下降。咳嗽主要为阵发性，剧烈运动或体力劳动、平卧、夜间等加重，休息、端坐可缓解，伴有哮鸣性呼吸音或泡沫样痰，病情加重时可发展为急性肺水肿，预后不良。阳性体征主要包括心脏增大、肺部啰音(两肺底细湿啰音)、胸腔积液、心包积液、肝大、水肿、发绀等。

（2）诊断：包括原有心脏病的证据及肺循环充血、体循环淤血等表现，辅助检查包括心电图、X 线检查、超声心动图检查、静脉压测定、检验检查等。心电图：可表现为心室肥大、心肌劳损、心室内传导阻滞、期前收缩等。X 线检查：包括肺静脉充盈期、肺间质水肿期、肺水肿、胸腔积液、心影增大等。超声心动图：可测量心腔大小、心功能及心脏瓣膜的结构和功能。静脉压测定：肘静脉压超过 14cmH$_2$O 或压迫肝 0.5～1 分钟后上升 1～2cmH$_2$O 以上，提示有右侧心力衰竭。

（3）治疗：去除或缓解基本病因、消除心力衰竭的诱因、改善生活方式、吸氧和运动的指导、密切观察病情演变及定期随访、避免应用某些药物。去除或缓解基本病因：所有患者都应对导致心力衰竭的基本病因和危险因素进行评价和积极治疗。消除心力衰竭的诱因：如控制感染、治疗心律失常特别是心房颤动伴快速心室率、纠正贫血或电解质紊乱、注意是否并发肺梗死等。改善生活方式：降低新的心脏损害危险性，如戒烟、戒酒，肥胖患者应减轻体重。低盐、低脂饮食，重度心力衰竭患者应限制水量并每日称体重以早期发现液体潴留。吸氧和运动指导：无必要经常吸氧，适当运动训练提高运动耐力。避免使用某些药物：如非甾体消炎药物吲哚美辛、Ⅰ类抗心律失常药及大多数的钙拮抗药。药物治疗包括：利尿药、正性肌力药物、ACEI、ARB、β 受体阻滞药、留钾利尿药等。

465　慢性咳嗽病因的诊断程序是怎样的？

（1）病史采集和查体：包括耳鼻喉、消化系统病史、职业接触史及用药史的询问，有时可直接提示相应病因，如吸烟史、暴露于环境刺激因素或正服用 ACEI 类药。不仅应详细了解咳嗽性质、节律和咳嗽时间及其发作性特征及诱发因素，还应仔细询问呼吸系统和肺外伴随症状，如咽痒、鼻塞、流涕，有无腹胀、反酸、厌食。查体闻及呼气期哮鸣音时，提示支气管哮喘的诊断，如闻及吸气性哮鸣音,要警惕中心性肺癌或支气管结核。

(2)辅助检查:根据病史选择有关检查,检查由简单到复杂,先常见病,后少见病。对慢性咳嗽患者,应将胸部 X 线片作为常规检查,如发现有明显病变者,可根据病变的形态、性质选择进一步检查。胸部 X 线片无明显病变者,如有吸烟、环境刺激物或服用血管紧张素转化酶抑制药,则戒烟、脱离刺激物的接触或停药观察 4 周。若咳嗽未缓解或无上述诱发因素,则进入下一步诊断程序。由于 EB 及 CVA 是慢性咳嗽最常见的两个病因,诱导痰细胞学、肺通气功能和气道高反应性检查是诊断 EB、CVA 的关键方法,诱导痰检查本身亦不需要复杂的技术和仪器,故将肺通气功能 + 支气管激发试验和诱导痰检查列为慢性咳嗽的一线检查。

(3)病史存在鼻后滴流或频繁清喉可先按 PNDS 治疗,联合使用第一代 H_1 受体阻滞药和鼻抗致敏药。鼻腔吸入糖皮质激素为变应性鼻炎的一线治疗。治疗 1~2 周症状无改善者,可行鼻窦 CT 或鼻咽镜,注意有无鼻咽喉部病变。如有慢性鼻窦炎,联合鼻吸入激素、抗组胺药、促纤毛运动药物及抗生素等治疗。必要时应进行鼻窦引流和冲洗。

(4)如上述检查无异常,或患者伴有反流相关症状可考虑进行 24 小时食管 pH 监测。无条件进行 pH 监测,高度怀疑者可进行经验性治疗。

(5)怀疑变应性咳嗽者可行变应原皮内试验、血清 IgE 和咳嗽敏感性检测。怀疑支原体感染、百日咳时,可进行相关血清抗体或抗原 PCR 检查等。

(6)通过上述检查仍不能确诊,或试验治疗仍继续咳嗽者根据病史应考虑做高分辨 CT、纤维支气管镜检查和心脏检查,以除外支气管扩张症、支气管结核及充血性心功能不全等疾病。

(7)根据治疗反应确定咳嗽病因,治疗无效时再选择有关检查。

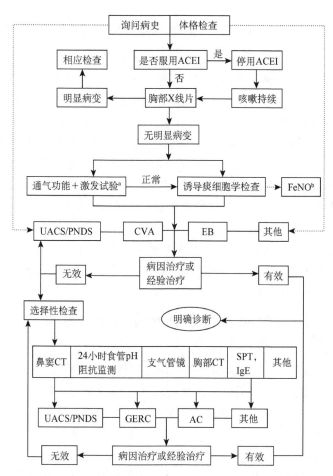

注:(1)ACEI:血管紧张素转化酶抑制药;FeNO:呼出气一氧化氮;UACS:上气道咳嗽综合征;PNDS:鼻后滴流综合征;CVA:咳嗽变异性哮喘;EB:嗜酸性粒细胞性支气管炎;SPT:过敏原皮内试验;IgE:免疫球蛋白 E;GERC:胃食管反流性咳嗽;AC:变应性咳嗽。(2)对于经济条件受限或普通基层医院的患者,可根据病史和咳嗽相关症状进行经验性治疗。如果经验治疗无效,则应及时到有条件的医院进行检查诊断,以免延误病情。(3)通气功能+激发试验[a]:PEF 平均变异率>10%,或支气管舒张试验阳性亦可作为诊断标准。FeNO[b]:检查不可作为病因的确诊依据,但可以作为嗜酸性粒细胞性炎症相关咳嗽的参考指标

466 呼出气一氧化氮检查对慢性咳嗽有何意义？

呼出气一氧化氮（FeNO）检测是近年发展起来的一项新的气道炎症检测技术。许多基础和临床研究提示：使用 FeNO 检测气道炎症具有较高的特异性和敏感性，与诱导痰嗜酸性粒细胞水平、支气管镜下黏膜活检的炎症标志物水平及支气管激发试验具有良好的相关性。使用 FeNO 检测气道炎症具有无创、安全、简单、快捷、重复性好、患者容易配合的优点。近来有学者对 FeNO 在慢性咳嗽诊治中的应用价值进行了初步研究提示，根据 FeNO 可能区分出慢性咳嗽中的 CVA 和 EB，对慢性咳嗽的病因诊断有一定价值。有研究提示，FeNO 水平显著增高的慢性咳嗽患者可能对 ICS 消炎治疗的反应性好，而较低的 FeNO 值提示可能对 ICS 治疗无反应。

467 纤维支气管镜检查对慢性咳嗽有何意义？

众所周知，咳嗽是机体的一种保护性反射动作。通过咳嗽反射能有效清除呼吸道分泌物或进入气道内的异物。如长期、频繁咳嗽影响工作休息，则属于病理现象。文献报道胸部 X 线片异常的慢性咳嗽中以肺部慢性炎症（如慢性支气管炎、支气管扩张症等）、肿瘤、结核引起者居多。若胸部 X 线片阴性，则以 CVA、UACS/PNDS、EB 和 GERC 常见。根据慢性咳嗽的病因诊断程序，常见的胸部 X 线片阴性慢性咳嗽病因无需复杂的检查即可获得明确的诊断，而一些胸部 X 线片异常的慢性咳嗽或少见的胸部 X 线片阴性的慢性咳嗽，如气管-支气管结核、支气管肺癌、支气管异物、气管-支气管淀粉样变性、支气管结石症等，则需要一些特殊的检查方能获得诊断。纤维支气管镜检查是诊断这些疾病的重要方法。在既往资料中可看出，虽然无论年龄大小，慢性咳嗽中肺部慢性炎症仍占据首位，但随着年龄的增长，肺癌和结核引起的慢性咳嗽发生率明显上升。纤维支气管镜对确定肺癌的部位和获得组织学诊断均具有重要的意义。对中央型肺癌经纤维支气管镜刷检结合钳夹活检阳性率为 90％～93％；对周围型肺癌纤维支气管镜不能直接镜视的病变，可在透视指导下做纤维支气管镜活检。肺癌早期的咳嗽症状常易与原有的慢性咳嗽相混淆，因此延误诊断的情况甚多，进行纤维支气管镜检查后才确认。不明原因的慢性咳嗽是进行纤维支气管镜检查的明确适应证，纤维支气管镜检查在诊断气管-支气管结核、支气管肺癌、支气管异物均具有不可替代的作用，应积极应用。

468　什么情况的咳嗽可以使用镇咳药？

咳嗽是机体的防御性神经反射，有利于清除呼吸道分泌物和有害因子，对轻度而不频繁的咳嗽，无须应用镇咳药。但频繁、剧烈的咳嗽会影响患者休息和睡眠，引起患者呼吸、心血管、消化等多个系统并发症，并会对患者生活、工作及社会交往造成严重影响。故对于剧烈、频繁的咳嗽，则可给予适当的镇咳治疗。

表　镇咳药的应用指征

存在咳嗽的并发症或潜在高度危险
严重咯血
阵发性剧烈干咳，影响休息和睡眠
"精神性"咳嗽，阻断咳嗽周期以减轻气道水肿和炎症
等待特异治疗发挥作用期间
减少某些特殊操作（气管镜、气管插管）或外科手术的危险
脑水肿
频繁咳嗽对抗呼吸机

469 什么情况的咳嗽可以使用祛痰药？

咳嗽根据痰量多少可分为干咳和湿咳,每天痰量＞10ml 可作为湿咳的标准。祛痰治疗是指通过治疗提高咳嗽对气道分泌物的清除效率。祛痰治疗适用于支气管扩张症、慢性阻塞性肺疾病、肺炎、手术后肺不张等气道黏液分泌增多疾病。

临床上可根据不同的疾病、痰液的黏稠度、痰量的多少等因素选择祛痰药。①恶心性祛痰药和刺激性祛痰药经血循环刺激呼吸道腺体分泌水分,使分泌物稀化,减低痰液的黏稠度和纤毛的扇动,特别适用于喉腔和气管内发痒、总想咳而咳不出的患者。②因痰中黏性成分不同,应用时选用相应药物。呼吸道慢性炎症时,痰中黏性成分多为酸性黏多糖,宜选用溴环己胺醇和乙酰半胱氨酸。细菌感染时,脓痰中成分多为脱氧核糖核酸,宜选用乙酰半胱氨酸。③在呼吸道炎症的初期,如急性支气管炎、感冒,痰少而稠不易咳出者,采用恶心性祛痰药为宜,如氯化铵,可选用上市制剂有异丙嗪(非那根)伤风止咳糖浆、复方桔梗氯化铵(敌咳)糖浆、氯化铵片。④对咳痰困难患者,可应用黏液溶解剂。如口服羧甲司坦、速效化痰片、溴己新等。⑤对各种原因引起痰黏而不易咳出者,可选用盐酸氨溴索(沐舒坦),其能使呼吸道黏液的性质趋于正常,以利于排出。⑥对痰液黏度较大者,首选盐酸溴己新,其可使痰液的黏度降低,使之易于咳出,尤其对白色黏痰效果更好,对有脓痰者应与抗感染药物合用。

470 什么情况下使用雾化吸入治疗慢性咳嗽？

药物雾化治疗的目的是输送治疗剂量的药物到达靶向部位。对于肺部病变患者,雾化给药与其他给药方式相比,可达到较高的局部药物浓度,减少全身不良反应。雾化治疗前,应排除痰液阻塞和肺不张等因素,以提高药物肺内沉积。药物吸入治疗是治疗呼吸系统疾病包括慢性咳嗽的常用方法。临床上可选择的雾化吸入装置主要有喷射雾化器和超声雾化器。常用雾化吸入药物有糖皮质激素(布地奈德、丙酸氟替卡松、地塞米松)、支气管扩张药(沙丁胺醇、特布他林、异丙托溴铵)、黏液溶解药(盐酸氨溴索)等。雾化吸入糖皮质激素是用于引起慢性咳嗽的疾病,如咳嗽变异性哮喘、嗜酸性粒细胞性支气管炎、变应性咳嗽、慢性阻塞性肺疾病的主要治疗手段。雾化吸入支气管扩张药可用于慢性阻塞性肺疾病急性加重、支气管哮喘急性加重、气道狭窄等。部分慢性咳嗽患者,如支气管扩张症、肺炎等以湿咳为主要表现,可雾化吸入黏液溶解药治疗(盐酸氨溴索产品说明书未推荐雾化吸入使用,属于超说明书用药,但我国已有较多临床应用静脉制剂进行雾化治疗的报道)。上述药物应选择雾化专供制剂,不宜以静脉药物制剂替代雾化制剂使用,若临床确有需要,应在专科药师指导下使用。

471 慢性咳嗽治疗中抗生素的地位,什么情况下才使用抗生素?

根据我国 2015 年版《抗菌药物临床应用指导原则》,根据患者症状、体征、实验室检查及影像学结果,诊断为细菌、真菌感染者才有指征应用抗菌药物;有结核分枝杆菌、非结核分枝杆菌、支原体、衣原体、螺旋体、立克次体及部分原虫等病原微生物所致感染亦有指征应用抗菌药物。缺乏细菌及上述病原学微生物感染的临床或实验室证据,诊断不能成立者及病毒性感染者,均无应用抗菌药物指征。

绝大部分慢性咳嗽病因,如咳嗽变异性哮喘、嗜酸性粒细胞性支气管炎、胃食管反流性咳嗽、变应性咳嗽、心因性咳嗽、肺部肿瘤、ACEI 诱发的咳嗽等非细菌或其他病原微生物感染所致,无抗生素使用指征。UACS/PNDS 如为变应性鼻炎、血管运动性鼻炎引起者,亦无使用抗生素指征,只有考虑细菌性鼻窦炎、变应性真菌性鼻窦炎时方可使用抗生素治疗。慢性支气管炎、慢性阻塞性肺疾病急性加重期、支气管扩张急性感染期考虑为细菌感染所致时,可使用抗生素治疗。抗生素的选择应根据患者所在地的常见病原菌及药敏结果进行选择。气管-支气管结核的治疗应选择足量、足疗程的抗结核药物治疗。

472 慢性咳嗽的中医中药治疗方法有哪些?

中医中药对咳嗽的治疗有悠久的历史和丰富的经验,临床上可见有些不明原因顽固性慢性咳嗽经中药治疗后缓解的例子。用于治疗咳嗽的中药、中药组方和成药品种繁多。下面介绍几种临床常用的咳嗽证型及方药。

【肺阴亏虚证】 干咳,痰少黏白,或声音逐渐嘶哑,口干咽燥,起病缓慢。

治法:养阴清热,润肺止咳。

方药举例:沙参麦冬汤(《温病条辨》)加减,沙参、麦冬、玉竹、天花粉、白扁豆、桑叶、生甘草。

【肺肾阳虚证】 咳嗽声怯,遇寒易发或加重,或伴短气息促,腰酸腿软。

治法:补肺益肾,温阳止咳。

方药举例:小青龙汤(《伤寒论》)合金匮肾气丸(《金匮要略》)加减,麻黄、芍药、细辛、干姜、桂枝、五味子、半夏、地黄、山药、淫羊藿、巴戟天、甘草。

【胃气上逆证】 阵发性呛咳,咳甚时呕吐酸苦水,平卧或饱食后症状加重,可伴嗳腐吞酸、嘈杂或灼痛。此证类同胃食管反流性咳嗽。

治法:降浊化痰,和胃止咳。

方药举例:旋覆代赭汤(《伤寒论》)合半夏泻心汤(《伤寒论》)加减,旋覆花、赭石、人参、半夏、生姜、大枣、黄连、黄芩、炙甘草。

【肝火犯肺证】 咳逆阵作,咳时面红目赤,咳引胸痛,随情绪波动增减,常感痰滞咽喉,咳之难出,量少质黏,口干口苦。

治法:清肺泻热,化痰止咳。

方药举例:黄芩泻白散(《症因脉治》)合黛蛤散(《中国药典》)加减,黄芩、桑皮、地骨皮、青黛、蛤壳、甘草。

【风邪伏肺证】 咳嗽阵作,咳伴咽痒,干咳或少痰,咳痰不畅,常因冷热空气、异味、说笑诱发,身无明显寒热。外感常诱发咳嗽加重或复发。舌淡红,苔薄白。

治法:疏风宣肺,止咳化痰。

方药举例:麻黄、紫苏叶、地龙、枇杷叶、紫苏子、蝉蜕、前胡、牛蒡子、五味子。或三拗汤(《太平惠民和剂局方》)合止嗽散(《医学心悟》)加减:炙麻黄、杏仁、桔梗、荆芥、炙紫菀、炙百部、白前、黄芩、甘草。

【风寒袭肺证】 症见咳嗽声重,气急咽痒,咳痰稀薄色白,鼻塞,流清涕,头痛,苔薄白,脉浮或浮紧。

方药举例:止嗽散(《医学心悟》)＋玉屏风散(《究原方》)。

【风热犯肺证】 症见咳嗽频剧,喉燥咽痛,咳痰不爽,痰黏或稠黄,鼻流黄涕,口渴,头痛,舌质红,舌苔薄黄,脉浮数或浮滑。

方药举例:银翘散(《温病条辨》)。

473　慢性咳嗽患者有什么饮食禁忌?

慢性咳嗽患者应清淡饮食,避免辛辣刺激、生冷、过咸、过甜、易过敏食物等,注意发作时不应进食,缓解时适当补充营养、注意营养均衡,多吃果蔬、多饮水等。

在一些观念里,认为咳嗽病情反复是因为生病期间没有注意好饮食禁忌。所以对于慢性咳嗽患者来说,不仅要积极治疗,还要注意以下饮食禁忌。①寒凉食物:中医学认为"形寒饮冷则伤肺",就是说身体一旦受了寒,饮入寒凉之品,均可伤及人体的肺。而咳嗽多因肺部疾病引发的肺气不宣、肺气上逆所致,此时如饮食仍过凉,就容易造成肺气闭塞、症状加重、日久不愈。而且饮食过凉还会伤及脾胃,造成脾的功能下降,从而聚湿生痰。因此,在咳嗽时不宜吃冷饮或寒凉食物。②补品:不少体质虚弱的患者经常服用一些补品,以为这样能强身健体,而少生病。其实在咳嗽期间,服用某些补品反而会影响病情的恢复,有时候甚至影响镇咳药在体内发挥最佳疗效。所以咳嗽未愈时应停服补品,以免使咳嗽难愈。③鱼腥虾蟹:一般人都知道咳嗽需忌"发物",鱼腥类对"风热咳嗽"影响最大。有些咳嗽患者在进食鱼腥及虾蟹类食物后咳嗽加重,这与腥味刺激呼吸道和对鱼虾食品的蛋白过敏有关。因此,在咳嗽期间最好不要吃鱼腥,尤其是白鲢、带鱼等,对某些鱼、蛋白过敏的孩子更应注意。④肥甘厚味食物:中医学认为咳嗽多为肺热引起。日常饮食中,多吃肥甘厚味可产生内热,加重咳嗽,且痰多黏稠,不易咳出。过食肥甘可致痰热互结,阻塞呼吸道,使疾病难以痊愈。⑤油炸食品:咳嗽时胃肠功能比较薄弱,油炸食品可加重胃肠负担,且助湿助热,滋生痰液,使咳嗽难以痊愈。⑥甜酸食物:酸食常敛痰,使痰不易咳出,以致加重病情。咳嗽严重时连一些酸甜的水果,如苹果、香蕉、葡萄等也不宜吃。多吃甜食还会助热使炎症不易治愈。但是,在咳嗽初期,可以试试"生梨炖冰糖",即将新鲜的梨洗净去核切块,添入适量冰糖,慢火熬炖半小时左右食用,对初起咳嗽会有明显的效果。⑦此外,许多人认为橘子是止咳化痰的。实际上,橘皮确有止咳化痰的功效,但橘肉反而生热生痰。所以在咳嗽期间可以将橘皮适量泡水、煮水喝,至于橘肉还是少吃为宜。⑧吃得太咸:饮食过咸也会刺激脾胃,从而易诱发咳嗽或使咳嗽加重。⑨花生、瓜子、巧克力:花生、瓜子、巧克力等含油脂较多,食后易滋生痰液,使咳嗽加重。

474 哪些环境因素容易引起咳嗽?

慢性咳嗽可以是单一疾病所致,也可以是多种因素共存致病,这就增加了诊治的复杂性和个体差异性。而环境因素对咳嗽有着巨大的影响,甚至迁延不愈。①烟草暴露的影响:烟草暴露对呼吸系统的危害早已得到国内外多项研究证实。但至今仍有人认为被动吸烟吸入量是很低的,不会对健康造成损害。据研究,香烟烟雾中主要含尼古丁、强致癌性的多环芳烃类和致癌性的酚类化合物,这些化合物占烟焦油总量的 65%～75%。而大部分人又是被动吸烟的主要受害者,烟草暴露可以直接影响肺功能,导致感冒、咳嗽、哮喘的发病率均高于正常人,且家庭成员的吸烟量和吸烟年限与呼吸系统疾病发病率呈正相关。②职业粉尘和化学物质:接触职业粉尘及化学物质,如烟雾、过敏原、工业废气及室内空气污染等,浓度过高或时间过长时,均可能促使慢性咳嗽迁延不愈。③空气污染:大气中的有害气体,如二氧化硫、二氧化氮、氯气等可损伤气道黏膜上皮,使纤毛清除功能下降,黏液分泌增加,为细菌感染增加条件。④气候:寒冷空气可以刺激腺体增加黏液分泌,纤毛运动减弱,黏膜血管收缩,局部血循环障碍,有利于继发感染。⑤居室装饰的影响:随着城市化发展;室内养殖花草,花粉悬浮于室内环境中;都可引起喷嚏、咳嗽,导致部分患者咳嗽经久不愈,而生活环境一旦改变,咳嗽明显减少。

475　环境因素引起的咳嗽如何防护?

①戒烟:在疾病的任何阶段戒烟都有助于预防慢性咳嗽的发生和发展。烟草中的焦油、尼古丁和氢氰酸等化学物质具有多种损伤效应,如损伤气道上皮细胞和纤毛运动,使气道净化能力下降;促使气道黏液腺和杯状细胞增生肥大,黏液分泌增多;刺激副交感神经而使支气管平滑肌收缩,气道阻力增加;使氧自由基产生增多,诱导中性粒细胞释放蛋白酶,破坏肺弹力纤维,诱发肺气肿形成等。因此,戒烟是预防慢性咳嗽最重要的措施。②控制职业和环境污染,减少有害气体或有害颗粒的吸入:包括脱离职业暴露、更换工作环境、加强职业防护,避免接触致敏物、粉尘及刺激性气体。③增强机体免疫力:积极防治婴幼儿和儿童期的呼吸

系统感染。流感疫苗、肺炎链球菌疫苗、细菌溶解物、卡介苗多糖核酸等对防止反复感染可能有益。加强体育锻炼,增强体质,提高机体免疫力,可帮助改善机体一般状况。

476 哪些职业因素容易引起咳嗽?

(1)生产环境因素:①物理因素:如异常气象条件(高温、高湿、低温、高气压、低气压)等。②化学因素:在生产中接触到的原料、中间产品、产品和生产过程中的废气、废水、废渣等。粉尘、烟尘、雾、蒸汽等,主要是通过呼吸道进入人体内的有毒气体。③生物因素:生产原料和作业环境中存在的致病微生物或寄生虫,如肺炭疽杆菌、真菌孢子(吸入霉变草粉尘所致的外源性过敏性肺泡炎)及生物病原物对医务人员的职业性传染。

(2)社会经济因素:经济全球化、社会经济发展水平,如文化教育水平、生态环境、医疗卫生制度等都可能对职业人群的健康产生影响。

(3)与职业相关的生活方式:包括劳动组织不完善,作业制度不合理;工作节奏的变动,轮班制工作;工作过度紧张,缺乏体育锻炼;吸烟或过量饮酒;精神心理性职业紧张;个人缺乏健康和预防的观念;劳动强度过大或生产定额不当。

(4)职业卫生服务的质量差。

477 职业暴露情况下如何预防咳嗽?

按三级预防措施加以控制。

(1)一级预防:病因预防,是从根本上杜绝危害因素对人的作用,即改进生产工艺和生产设备,合理利用防护设施及个人防护用品,以减少工人接触的机会和程度。还可用立法手段及经济政策通过改变生活方式,控制已知增加发病的社会、经济、文化生活因素,以预防疾病。

(2)二级预防:早期检测人体受到职业危害因素所致的疾病。其主要手段是定期进行环境中职业危害因素的监测和对接触者职业健康监护的检查,以早期发现病损,及时预防、处理。肺通气功能的检查或肺部 X 线片,常用作对粉尘作业者的功能性和病理性改变的指标。

(3)三级预防:在患病以后,予以积极治疗和合理的促进康复处理。包括:①对已受损害的接触者调离原有工作岗位,并予以合理的治疗;②根据接触者受到损害的原因,对生产环境和工艺过程进行改进,既治患者,又治理环境;③促进患者康复,预防并发症。

478　过敏体质患者如何预防咳嗽?

(1)确定并减少危险因素的接触:应尽可能避免或减少接触危险因素,预防症状加重。许多危险因素可引起咳嗽加重,包括过敏原(动物毛屑、花粉、香水、汽油、羽毛、尘螨)、病毒感染、污染物、烟草烟雾、药物等。减少患者对危险因素的接触,控制并减少治疗药物需求量。

(2)充分休息,适当运动:选择合适的运动项目及户外运动合适的季节,尽量避免花粉和真菌播散最高的季节在户外运动,避免剧烈运动,适当的运动才能提高自身免疫力及抵抗力。

(3)合理饮食:多食植物性大豆蛋白(豆类及豆制品等),可适当食用调整免疫功能的食物(菌类),避免食入易诱发咳嗽发作的食物(海鲜、蛋、鱼等)。

(4)放松心情,避免精神紧张。

(5)注意增强免疫力,预防感染。

(6)随身携带解痉平喘药物,控制哮喘急性发作,学会正确使用方法,减少发作的风险,并保持良好的心态。

(7)自我监测病情变化:包括定期复查一些相关项目及问卷调查。

第6章　特殊情况气道管理

第一节　围术期气道管理

479　为什么要进行围术期气道管理？

围术期气道管理是加速康复外科（enhanced recovery after surgery，ERAS）的重要组成部分，尤其是在胸外科，可以有效减少并发症、缩短住院时间、降低再入院率及死亡风险、改善患者预后、减少医疗费用。

480　围术期需要评估哪些肺部相关危险因素？

①年龄：年龄＞65岁；②吸烟：吸烟指数大于400年支患者；③气管定植菌：高龄（≥70岁）或吸烟史（≥800年支）或重度慢性阻塞性肺疾病（COPD）患者，气管内致病性定植菌发生率显著增高；④哮喘或气道高反应性（airway high response，AHR）；⑤肺功能临界状态或低肺功能：其定义为第1秒用力呼气量（FEV_1）＜1.0L和一秒率（$FEV_1\%$）：50%～60%或年龄＞75岁和一氧化碳弥散量（DLCO）50%～60%；⑥肥胖：体质指数（BMI）≥28kg/m²；⑦肺部基础疾病及其他胸部疾病：合并呼吸系统疾病，如哮喘、COPD、结核、肺间质纤维化等；⑧既往治疗史：如术前接受过放疗和（或）化疗，或长期应用激素及既往有胸部手术史及外伤史等；⑨健康状况

和其他危险因素:各种原因引起的营养不良、贫血等,代谢性疾病如糖尿病,心、肝、肾等其他器官功能不全。

481　**术前肺功能风险评估有哪些方法?**

(1)肺功能测试(pulmonary function test,PFT)及动脉血气分析。

(2)心肺功能运动试验(CPET):若检测过程中血氧饱和度降低幅度大于15%,建议行支气管舒张试验。

(3)呼气流速峰值(peak expiratory flow,PEF):PEF 简便易行,可以更好地反映患者咳痰能力。

482　**合并高危因素患者术前防治方案有哪些?**

高危因素	术前治疗方案	方案
病史年龄≥65 岁或吸烟史≥400 年支且戒烟≥15 天	②+③+④	①抗感染
气管定植菌	①+②+③+④	②祛痰
气道高反应性(BHR)	②＋③＋④	③抗感染药和(或)平喘药;雾化吸入糖皮质激素或支气管扩张药
呼气流速峰值(PEF)＜250L/min	②＋③＋④＋⑤或⑥	④激励式肺量计吸气训练
肺功能临界状态(MPE)	②＋③＋④＋⑤或⑥	⑤功率自行车运动训练
		⑥爬楼梯训练

483 围术期气道管理常用治疗药物有哪些？

包括抗菌药物、糖皮质激素、支气管扩张药和黏液溶解药。

484 围术期如何使用抗生素？

对于术后气道感染风险较高的人群，如气管内致病性定植菌感染发生率显著增高的患者，应于术前预防性应用抗菌药物。如术后出现肺部感染临床表现，应进一步行血常规检查、胸部 X 线片、痰液细菌培养及药敏试验，并根据检验结果针对性选用抗菌药物。具体可依据《抗菌药物临床应用指导原则（2015 年版）》。

485 围术期如何使用糖皮质激素？

围术期使用糖皮质激素对于应激调控具有重要临床意义，有益于减轻患者术后创伤反应，减少术后肺部并发症，且具有咽喉黏膜保护作用，是围术期气道管理药物治疗的常用药之一。雾化吸入给药方式，可使药物直接作用于气道黏膜，治疗剂量小，可避免或减少全身给药的不良反应；建议与支气管扩张药联合应用，与 β_2 受体激动药有协同增效作用。对于术后肺部并发症高危患者，推荐在术前 3～7 天和术后 3～7 天进行雾化吸入糖皮质激素联合支气管扩张药治疗，每日 2～3 次，如布地奈德剂量为每次 2mg。临床研究证实围术期雾化吸入布地奈德可增强术前肺功能，降低术后肺部并发症发生风险，降低胸外科患者术中单肺通气炎性反应，显著减少气管插管后咽喉部并发症的发生，缩短术后住院时间。

486 围术期如何使用支气管扩张药？

常用支气管扩张药包括 β_2 受体激动药和抗胆碱能药、深呼吸及有效咳嗽、体位引流、胸背部拍击等方法,保持呼吸道通畅,促进痰液排出及肺复张,必要时行支气管镜吸痰,并根据患者的具体情况辅以抗菌药物,局部使用糖皮质激素及支气管扩张药。

β_2 受体激动药根据作用起效时间的不同及维持时间的不同可分为速效和缓效、短效和长效。临床常用短效 β_2 受体激动药(简称 SABA),代表药物有特布他林和沙丁胺醇。如硫酸特布他林雾化吸入每次 5mg,每天 2~3 次,疗程为 7~14 天。通常用于围术期的抗胆碱能药为吸入短效抗胆碱能药(SAMA),如异丙托溴铵。

487　围术期如何使用黏液溶解药?

围术期常用黏液溶解药为盐酸氨溴索,可减少手术时机械损伤造成的肺表面活性物质下降、减少肺不张等肺部并发症的发生。对于呼吸功能较差或合并 COPD 等慢性肺部基础疾病的患者,建议术前预防性应用直至术后。需要注意的是,盐酸氨溴索为静脉制剂,不建议雾化吸入使用。

488　围术期如何进行肺部管理?

积极治疗肺部原发病,对于长期卧床患者要鼓励咳嗽、翻身叩背、体位引流;术前至少禁烟 2 周;加强呼吸功能锻炼,如深慢呼吸、吹气球等;酌情廓清气道,可使用祛痰药、支气管扩张药等;术中注意尽量缩短手术及麻醉时间,避免高浓度给氧,合理应用抗生素,适当给予镇痛药等;术后适当辅助排痰,必要时可使用纤维支气管镜吸痰;尽早下地活动;适当进行营养支持。

489　肺部手术前后如何进行康复治疗?

(1)针对肺部原发病进行病因治疗,改善肺功能状态;拟行肺叶切除术前利用肺活量训练仪进行肺活量锻炼。

(2)肺部手术后宜早期活动,若病情许可,早期下床,进行呼吸功能锻炼、指导性咳嗽等。

490 肺移植前后如何进行康复训练?

因晚期肺部疾病需要进行肺移植手术的患者,往往肺功能已经较差。康复治疗的目的应该以维持肺功能、监测疾病进展为目标,同时注意预防并发症。对等待移植的患者加强心理疏导,缓解焦虑、紧张的情绪。肺移植后以促进患者体质恢复、生理功能修复为目的,可适当地进行运动锻炼。加强患者教育,使患者能够进行自我照料及自我评估,防止各种并发症。

第二节 气道湿化

491 什么是气道湿化?

气道湿化是指应用湿化器将溶液或者水分散成极细微粒,以增加吸入气体的湿度,呼吸道及肺吸入含有足够水分的气体,达到湿化气道黏膜、稀释痰液、保持气道纤毛正常运动和廓清功能的一种物理疗法。

492 气道湿化的适应证有哪些?

①建立人工气道的患者(插管或切开);②痰液黏稠、咳嗽运动及咳嗽反射减弱的患者;③气道高反应(尤其是哮喘)患者,避免咳嗽者哮喘发作;④吸入干燥气体或者空气明显干燥时;⑤高热、全身脱水或者利尿时呼吸道水分丢失增多患者。

493 气道湿化具体有哪些方法?

(1)湿化器。常用的湿化器:①气泡式湿化器:氧气经过筛孔后形成小气泡,增加氧气和水的接触面积,达到湿化目的;②加热湿化器:气道温度 32.7℃,气道湿度 100％,湿化量大于 250ml/d;③雾化加湿器:将湿化液通过加温或者非加温雾化吸入呼吸道及肺部。

(2)温湿交换过滤器(人工鼻)。

(3)气道内滴注加湿。

494　如何选择气道湿化液?

常用的气道湿化液有以下几种。①灭菌注射用水:低渗液体,为气管黏膜补充水分。适用于呼吸道分泌物黏稠、呼吸道失水多及高热脱水患者。但对呼吸道刺激较多,湿化过度可造成气管黏膜水肿而增加呼吸道阻力。②0.9％氯化钠溶液:是临床上常用的湿化液。③0.45％氯化钠溶液:湿化效果优于生理盐水,对支气管刺激作用较小,可用于刺激性咳嗽剧烈的患者。④1％～2％碳酸氢钠溶液:对于痰液黏稠患者,用 1％～2％碳酸氢钠溶液作为湿化液要优于生理盐水。

495　如何确定湿化量及时间间隔?

正常人每天从呼吸道丢失水分 200～500ml,成年人以350ml/d 为最低量。建立人工气道后,每日水分丢失量增加。对于早期机械通气患者,可增加湿化量。根据痰液的黏稠度、痰量及患者的生理需要量及时调整。

496　如何判定气道湿化的效果?

湿化满意时痰液稀薄,能够顺利吸引或者咳出。听诊肺部支气管无干鸣音或者大量痰鸣音;呼吸通畅,患者较为安静。湿化过度时痰液过度稀薄,且痰量较多,需要不断吸引;听诊痰鸣音较多,患者咳嗽频繁,烦躁不安,甚至出现人机对抗;可以出现心率加快、血压升高,甚至发绀等。湿化不足时痰液黏稠,不易吸引或者咳出,听诊可闻及干鸣音,人工气道内可有痰痂形成。患者可突然出现吸气性呼吸困难、烦躁、发绀等。

497 气道湿化的并发症有哪些?

①呼吸道感染:人工气道建立后,鼻腔不能进行有效的其他过滤功能,加上反复吸痰及湿化,若无菌操作不佳,易出现呼吸道感染。②窒息及淹溺:干燥痰痂在湿化后体积膨胀,可出现堵塞人工气道或者支气管导致窒息。气道湿化治疗过程中应密切观察患者呼吸情况,及时调整湿化量,及时吸痰。避免短时间大量液体进入气道导致淹溺。③支气管痉挛:避免吸入有刺激性液体或者药物,可酌情应用解痉药物。④肺水肿:对于心、肺、肾功能不佳的患者,要严格控制湿化量,避免短期内湿化量超过支气管及肺泡清除能力而发生肺水肿。⑤冷凝水形成。

第三节 盐雾疗法

498 什么是盐雾疗法?

盐雾疗法是用干燥氯化钠气雾颗粒治疗肺部疾病的方案,可以清除气道黏膜炎症、排痰、改善呼吸道的局部防御功能等。

499 盐雾疗法怎么做?

传统的盐雾疗法需要专门的"盐室"和制取盐雾的设备。现在有专门的盐雾治疗机,由治疗室和盐雾发生机组成。也可以使用干盐气雾吸入装置进行盐雾治疗。

500　盐雾疗法适用于哪些疾病?

盐雾疗法适用于慢性阻塞性肺疾病、肺炎、支气管扩张症等有排痰困难的疾病,也可以预防急性上呼吸道感染、反复发作的支气管炎和肺炎、吸烟相关的咳嗽等。

根据国家卫生计生委政策,落实分级诊疗制度是未来的医疗改革目标。三级医院与基层医疗卫生机构建立分工协作机制。基层医疗机构和慢性病医疗机构为诊断明确、病情稳定的慢性病患者提供风险疾病管理、护理服务,以便更好地提高慢性病管理、减少疾病负担。

慢性气道疾病严重危害人们的身体健康和生命安全。针对慢性气道疾病进行规范化诊治与管理尤为重要。近年来慢性气道疾病病因、发病机制、诊疗方面的研究取得了令人瞩目的成绩,慢性气道疾病的社区管理及健康教育、患者康复锻炼、家庭氧疗、营养调理及疾病的自我监控和管理、营养支持等方面也取得了一系列进展。